衣 | 食 | 住 | 行 | 玩

儿童脊髓性肌萎缩症
家庭康复手册

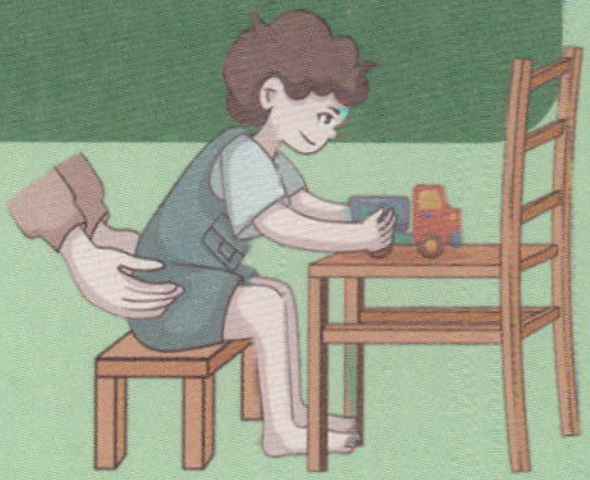

中国罕见病联盟　组织编写

主　编　徐开寿　肖　农

副主编　秦　伦　李　惠　郑　韵

人民卫生出版社

·北　京·

图书在版编目（CIP）数据

儿童脊髓性肌萎缩症家庭康复手册 / 徐开寿，肖农主编. -- 北京 ：人民卫生出版社，2025. 9. -- ISBN 978-7-117-38483-4

Ⅰ. R746. 409-62

中国国家版本馆 CIP 数据核字第 20251VL539 号

人卫智网	**www.ipmph.com**	**医学教育、学术、考试、健康，购书智慧智能综合服务平台**
人卫官网	**www.pmph.com**	**人卫官方资讯发布平台**

儿童脊髓性肌萎缩症家庭康复手册

Ertong Jisuixing Jiweisuozheng Jiating Kangfu Shouce

主　　编： 徐开寿　肖　农
出版发行： 人民卫生出版社（中继线 010-59780011）
地　　址： 北京市朝阳区潘家园南里 19 号
邮　　编： 100021
E - mail： pmph @ pmph.com
购书热线： 010-59787592　010-59787584　010-65264830
印　　刷： 北京盛通印刷股份有限公司
经　　销： 新华书店
开　　本： 889 × 1194　1/32　　**印张：** 7.5
字　　数： 155 千字
版　　次： 2025 年 9 月第 1 版
印　　次： 2025 年 9 月第 1 次印刷
标准书号： ISBN 978-7-117-38483-4
定　　价： 79.00 元
打击盗版举报电话：010-59787491　E-mail：WQ @ pmph.com
质量问题联系电话：010-59787234　E-mail：zhiliang @ pmph.com
数字融合服务电话：4001118166　E-mail：zengzhi @ pmph.com

编委会

前　言

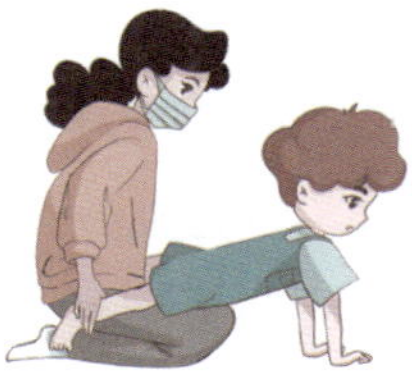

康复对脊髓性肌萎缩症儿童具有重要作用，长程规范的康复管理可以延缓疾病进展、预防或减少进行性的肌肉萎缩和关节畸形，改善他们的心理健康和生活质量。随着疾病修正治疗药物的临床应用，疾病自然病程发生了改变，康复管理策略亦应随之调整。鉴于当前国内脊髓性肌萎缩症相关医疗资源分布不均，且家庭康复中容易出现“简单模仿”的现象，故亟需具有先进性、科学性、可及性的相关书籍，来指导脊髓性肌萎缩症儿童的家庭康复管理。因此，中国罕见病联盟联合中国医师协会儿科医师分会康复学组、中华医学会儿科学分会康复学组，组织国内相关领域康复专家，基于国内外脊髓性肌萎缩症的研究证据、管理指南和专家共识以及编者的临床实践经验，编写了《儿童脊髓性肌萎缩症家庭康复手册》，希望本书帮助更多家长和专业人员了解及实施脊髓性肌萎缩症的家庭康复。

本手册共分为三个部分，主要从疾病相关基本理论、家庭康复实践和技巧、长期康复管理等方面进行系统介绍，重点内容除了文字、图片外，还包括视频。第一部分“认识脊髓性肌萎缩症”，主要介绍了脊髓性肌萎缩症的病因、临床表现、多学科诊疗管理、就医指南等。第二部分“脊髓性肌萎缩症的家庭康复核心技术”，着重介绍了家庭环境下如何进行姿势摆放、肌肉牵伸、运动训练、呼吸管理、口腔运动和吞咽训练、支具适配等内容。第三部分“脊髓性肌萎缩症儿童的日常管理与社会融入”，重点介绍了不同疾病阶段儿童的长期监测和家庭护理、日常生活辅助、社会融入和心理支持等。

感谢在百忙之中认真完成编写工作的各位编者！感谢每一位脊髓性肌萎缩症儿童及家长，是你们的勇敢和坚持激励着我们不断前行，希望本书能够成为你们人生旅程中的得力助手！感谢广东省自然科学基金项目（2025A1515010379）、广州市校（院）企联合资助项目（2024A03J01274）和广州市临床特色技术项目（2023C-TS59）的支持！

限于编者水平，书中难免存在疏漏和不足之处，恳请读者见谅并给予批评指正。

徐开寿 肖农

2025 年 5 月

目 录

2 第二部分 脊髓性肌萎缩症的家庭康复核心技术

3 第三部分 脊髓性肌萎缩症儿童的日常管理与社会融入

第一部分 认识脊髓性肌萎缩症

1

2

3

第一章 疾病揭秘：什么是脊髓性肌萎缩症

一、定义和病因

脊髓性肌萎缩症（spinal muscular atrophy，SMA）是一组脊髓前角 α 运动神经元退化变性，导致近端肢体和躯干进行性、对称性肌无力和肌萎缩的罕见遗传性神经肌肉疾病。遗传方式是常染色体隐性遗传，发病率约为 1/10 000 人年，人群中致病基因携带率约为 1/50，中国人群的携带率约为 1/42，是婴幼儿最常见的神经遗传性疾病之一。

本病可由多种基因突变引起，但大多是由于位于染色体 5q11.2–q13.3 片段上的运动神经元存活基因 1（survival motor neuron 1，*SMN1*）发生致病性变异所引起，也被称为 5q 脊髓性肌萎缩症。本病的主要突变类型为 *SMN1* 基因中的第 7 或第 7、8 外显子纯合缺失突变，即 [0+0] 基因型，在我国脊髓性肌萎缩症人群中约占 95%。另一种突变类型为复合杂合突变，即 1 个 *SMN1* 基因缺失伴随另 1 个 *SMN1* 基因内的微小突变，即 $[0+1^d]$ 基因型，约占 5%。2 个 *SMN1* 基因均发生点突变者，即 $[1^d+1^d]$ 基因型，罕见，国内尚无报道，仅有白种人近亲婚配的病例报道。除 5q 脊髓性肌萎缩症外，还有一些罕见类型的脊髓性肌萎缩症，约占全部病例的 4%（表 1–1）。

表 1-1　一些罕见类型的脊髓性肌萎缩症

类型	致病基因	遗传方式
下肢优势型脊髓性肌萎缩症（1 型）	*DYNC1H1*	常染色体显性遗传
下肢优势型脊髓性肌萎缩症（2 型）	*BICD2*	常染色体显性遗传
Finkel 型脊髓性肌萎缩症	*VAPB*	常染色体显性遗传
Jokela 型脊髓性肌萎缩症	*CHCHD10*	常染色体显性遗传
肩腓型脊髓性肌萎缩症	*TRPV4*	常染色体显性遗传
先天性非进展性脊髓性肌萎缩症	*TRPV4*	常染色体显性遗传
X 连锁婴儿型脊髓性肌萎缩症	*UBA1*	X 连锁

SMN1 基因编码的全长 SMN 蛋白在各组织细胞广泛表达，参与剪接体蛋白复合体的组装，是真核细胞生物生存所必需的管家蛋白。*SMN1* 基因发生致病性突变将引起编码的运动神经元存活蛋白（survival motor neuron protein，SMN 蛋白）表达水平下降或功能丧失，从而导致肌无力和肌萎缩（图 1-1）。*SMN2* 基因是脊髓性肌萎缩症的修正基因，与 *SMN1* 基因高度同源，仅能表达少量全长有正常功能的 SMN 蛋白（图 1-2、图 1-3），因此，

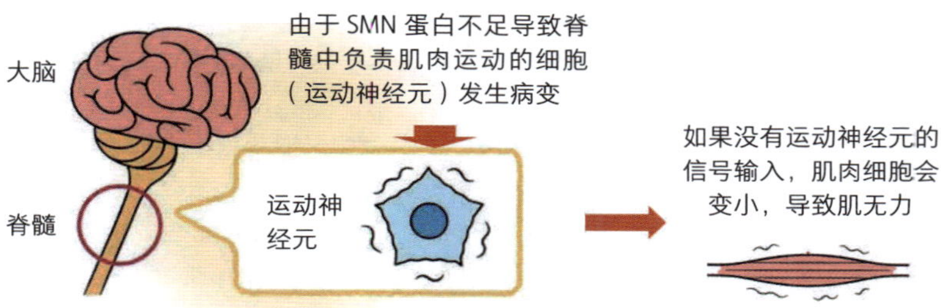

图 1-1
什么是脊髓性肌萎缩症

SMN2 基因拷贝数与本病的表型严重程度呈负相关，即携带 *SMN2* 拷贝数越多，脊髓性肌萎缩症儿童的临床表现越轻；但需要注意的是，*SMN2* 拷贝数并不能完全预测表型严重程度。

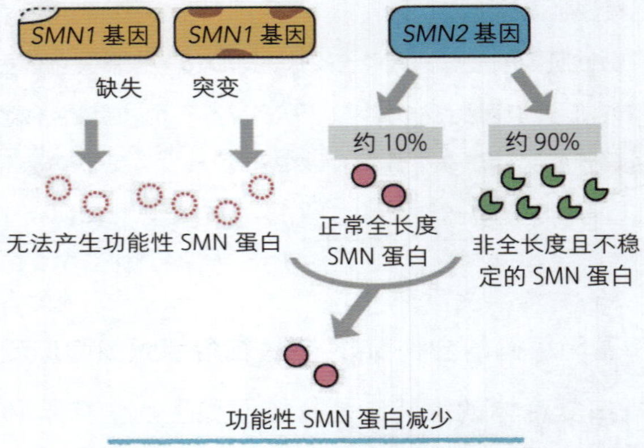

图 1-2

脊髓性肌萎缩症儿童 SMN 蛋白产生

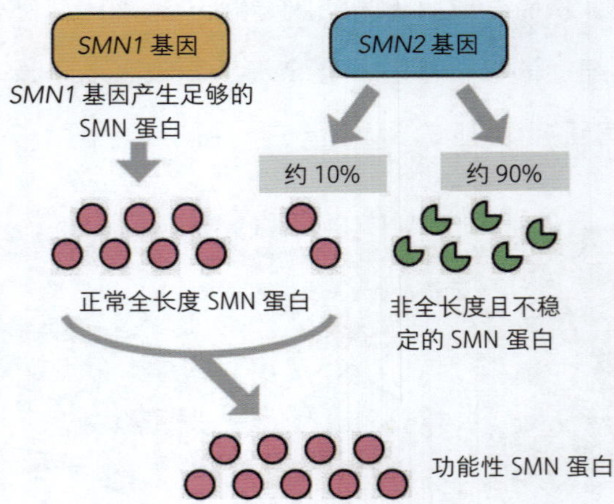

图 1-3

健康人群 SMN 蛋白产生

二、临床表现和分型

脊髓性肌萎缩症起病年龄差异性大，从出生前至成人期均可发病。主要表现为以四肢近端为主的进行性肌无力和肌萎缩，随着疾病进展，可出现呼吸、消化、骨骼等多系统受累。

根据发病年龄、疾病严重程度和所获得的最大运动功能，由重到轻分可将脊髓性肌萎缩症分为 0～4 型五类，发病越早，病情越重。

1. 0 型 这类患者占比很少，往往在出生前或出生时起病，自然病程一般仅几个月，无法达到任何运动里程碑。

2. 1 型 这类患者占脊髓性肌萎缩症人群的 40%～50%，起病年龄通常小于 6 个月，临床表现为松软、严重的肌张力低下等，无法达到独坐这一运动里程碑。哭声低弱、吸吮无力、咽反射减弱、易发生误吸，胸廓呈现特征性“钟型”畸形，呼吸肌无力突出，若不治疗，多数在 2 岁内死于呼吸衰竭。

3. 2 型 这类患者占脊髓性肌萎缩症人群的 30%～40%，可达到的运动里程碑是独坐，但独坐年龄可能落后于正常同龄儿，无法独站和独立行走，起病年龄一般在 6～18 个月，在婴幼儿期出现缓慢加重的全身无力和肌张力低下，运动发育落后，可伴关节挛缩和脊柱侧弯。部分在儿童期丧失独坐能力。

4. 3型 这类患者占脊髓性肌萎缩症人群的10%～20%，起病年龄在18个月～10岁，可达到独立行走这一运动里程碑，部分独走时间延迟。

5. 4型 这类患者相对较少，在青少年或成人期起病，可以达到跑、跳等所有运动能力，一般表现为下肢起始的四肢近端无力，病情缓慢进展。

三、诊断

根据《脊髓性肌萎缩症遗传学诊断专家共识（2020版）》，本病的诊断主要有以下方法。

1. 临床评估 临床医师根据病史及查体拟诊，本病的主要临床特点为进行性、对称性四肢和躯干的肌无力，近端重于远端，下肢重于上肢，有时可见舌肌纤颤、手震颤。

2. 血清学检查 血肌酶谱数值常为正常或轻度升高。

3. 基因检测 经临床评估和辅助检查拟临床诊断者，可采用多重连接探针扩增法（MLPA）、实时荧光定量PCR（qPCR）、PCR限制性酶切分析（RFLP）或变性高效液相色谱法（DHPLC）等检测方法，检测*SMN1*基因第7外显子或第7/8外显子纯合缺失，对于杂合缺失者可采用*SMN1*基因测序检测*SMN1*基因内是否存在微小突变，基因检测阳性可确诊脊髓性肌萎缩症。

4. 肌电图和肌肉组织活体检测 基因检测阴性结果者可行这两种检测，以帮助诊断和鉴别诊断。本病患者的肌肉组织活体检测可见大部分肌纤维呈束性萎缩，萎缩肌纤维体积小，在萎缩肌群中还可见肥大肌纤维。而肌电图常提示有神经源性损害。

四、遗传咨询

脊髓性肌萎缩症为常染色体隐性遗传病，即父母双方均为致病基因携带者时，所生育的后代为该病患者的风险为25%（男女患病机会均等）、为脊髓性肌萎缩症致病基因携带者的概率为50%、为正常个体的概率为25%（图1-4）。父母其中一方为携带者时，则生育后代为致病基因携带者的概率为50%、为正常个体的概率为50%。

基于脊髓性肌萎缩症病情严重、致病基因在人群中的携带率高，建议有本病家族史、已知夫妻至少一方为致病基因携带者、已生育本病患儿等存在高危风险的家庭，在孕前和怀孕早期进行相关检测和风险评估，以求能通过基因筛选等技术手段孕育出健康后代。

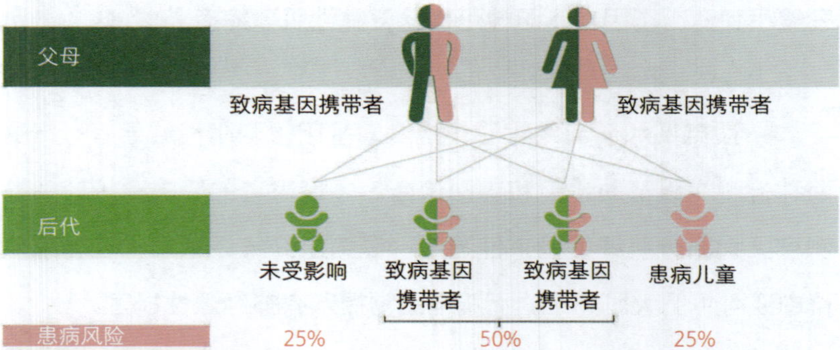

图 1-4

脊髓性肌萎缩症携带者生育正常后代的概率

（黄琴蓉、杨琳）

第二章 黄金策略：脊髓性肌萎缩症的治疗与管理

一、常用的治疗方法

（一）药物治疗

罹患脊髓性肌萎缩症的儿童是不幸的，不论是哪个类型，其自然病史都是肌肉逐渐萎缩、运动功能逐渐下降，一些较重的类型甚至会早早夭亡；但相对于其他罕见病患者，这个群体又是幸运的，因为已经开发出了治疗药物，并且逐步在国内上市。截至 2025 年 4 月，已上市和正在进行临床试验的脊髓性肌萎缩症治疗药物，可以分为 SMN 依赖与非 SMN 依赖两大类，前者主要作用于 *SMN* 基因，通过替换或修正 *SMN* 基因，提升体内产生全长 SMN 蛋白的水平，后者不直接作用于 *SMN* 基因，通过其他途径调节肌肉功能、改善症状。

1. SMN 依赖疗法

（1）*SMN2* 基因的调节：*SMN2* 基因也被称为“脊髓性肌萎缩症备份基因”，它也产生 SMN 蛋白，但 *SMN2* 基因在表达过程中对 mRNA 进行了错误剪接，导致产生的 SMN 蛋白中都缺少一个重要的片段，因此只有一小部分可以被人体使用。科学家根据这一机制，研发了疾病修正治疗（disease modifying therapy，DMT）药物，通过修正 *SMN2* 基因的 mRNA 剪接错误，使 *SMN2*

可以产生完整的 SMN 蛋白。需要说明的是，修正治疗药物并不能从根本上纠正 *SMN1* 基因的缺陷，只能通过调节 *SMN2* 基因补充 SMN 蛋白，因此患者需要长期用药。

诺西那生钠注射液（Nusinersen）：是美国食品药品监督管理局（Food and Drug Administration，FDA）批准的全球首款脊髓性肌萎缩症治疗药物，于 2016 年 12 月被美国 FDA 批准适用于所有年龄和类型的 5q 脊髓性肌萎缩症患者。2019 年 2 月，诺西那生钠注射液在中国大陆获批上市，2022 年 1 月 1 日该药正式纳入医保目录。诺西那生钠是一种反义寡核苷酸（ASO），它是与核糖核酸（RNA）结合的合成遗传物质的小片段，能够改变 RNA 的剪接过程，从而增加正常 SMN 蛋白的表达量。诺西那生钠通过鞘内注射（intrathecal injection，IT）给药，也就是通过腰椎穿刺直接将药物注射到脑脊液中。脊髓性肌萎缩症儿童在治疗的前 2 个月内接受 4 次“负荷剂量”，完成负荷剂量注射后，接下来每 4 个月接受一次维持剂量注射。

利司扑兰口服溶液用散（Risdiplam）：是美国 FDA 批准的全球首个口服脊髓性肌萎缩症治疗药物，2020 年 8 月被批准用于治疗 2 个月及以上儿童和成人患者，2023 年 6 月获批新增 16 日龄至 < 2 月龄适应证。2021 年 6 月，利司扑兰在我国获批上市。2023 年 3 月 1 日该药正式纳入医保目录。利司扑兰是一种口服小分子物质，可修饰 *SMN2* 基因的剪接，增加完整长度 SMN 蛋白的水平。该药可透过血脑屏障同时在中枢神经系统和外周组织产生效应。与诺西那生钠不同的是，该药是一种液体制剂，可在家通过口服或饲管给

药，每日一次。具体剂量按照体重和年龄计算。

（2）*SMN1* 基因替代疗法：治疗脊髓性肌萎缩症的一种方法是通过称为“基因疗法”或“基因替代疗法”的方法替换或纠正有缺陷的 *SMN1* 基因。基因替代疗法使用来自特定基因的一段 DNA，例如正常的 *SMN1* 基因，通过某种载体——通常是一种用能够“感染”细胞的病毒，病毒经过修改，不会使人生病——将基因递送到细胞中。一旦载体运送成功，那么有缺陷的基因将得到修复，因此基因替代疗法往往仅需一次性用药。

AVXS-101 是首个治疗脊髓性肌萎缩症的基因疗法药物。其将可以表达 SMN 蛋白的正常 *SMN1* 基因装载在重组人腺相关病毒（AAV9）载体中，通过静脉输注给患者，注入的基因将使得患者体内能够持续表达 SMN 蛋白。患者只需要接受一次静脉注射给药，就能长期发挥治疗作用。截至本书成稿前，国内尚没有基因替代治疗药物上市。但国内的科研单位和药品企业已迎头赶上，开发出与 AVXS-101 作用机制类似的基因替代治疗药物。其中，EXG001-307、GC101、SKG0201 三种基因替代治疗药物已进入临床 / 临床前试验阶段，我们期待国产药物能够早日问世，造福更多国内的脊髓性肌萎缩症患者。

2. 非 SMN 依赖疗法

（1）肌肉保护疗法：本病患者最重要的症状是肌肉萎缩，其原因主要是 SMN 蛋白水平降低，破坏了运动神经元的正常功能，当骨骼肌失去了运动神经元的神经刺激时，就会出现萎缩。肌肉保护疗法的目标就是保护这些肌肉免受萎缩，增加肌肉质量，甚至可能恢复一些肌肉功能，有助于减缓或阻止疾病的进展，并且可以与 SMN 依赖疗法联合使用。

SRK-015（Apitegromab）：是一种单克隆抗体，能选择性地抑制肌肉生长抑制素（myostatin）的活性，通过促进肌细胞生长分化提升肌力。该药通过静脉注射给药。针对 2 型、3 型脊髓性肌萎缩症的 II 期临床试验结果显示 SRK-015 能够改善本病儿童（≥ 2 岁的小年龄组）的运动功能。

BHV-2000（Taldefgrobep α）：是一种新型的肌肉生长抑制素抑制剂，它能与肌肉生长抑制素结合以降低其整体水平，并作为受体拮抗剂发挥作用，从而阻断骨骼肌中的肌肉生长抑制素信号转导。该药通过皮下注射给药。BHV-2000 已获得美国 FDA 的孤儿药认证和快速通道认定，相关临床试验已经开始。

GYM329（RO7204239）：是一种与肌肉生长抑制素前体蛋白结合的单克隆抗体，能够靶向抑制肌肉生长抑制素被蛋白酶激活。该药通过腹部皮下注射给药。GYM329 与利司扑兰联合用药的临床试验已在全球 12 个国家的 31 个中心开展。

NMD670：是一种口服的骨骼肌特异性氯离子通道（ClC-1）小分子抑制剂，在动物实验中显示其能够增强神经肌肉传递，恢复肌肉功能。该药在 3 型脊髓性肌萎缩症成人患者中的安全性和有效性临床试验已经在国外开始。

（2）神经保护疗法：运动神经元是脊髓性肌萎缩症中最先受影响的细胞类型之一，神经保护的目标是通过恢复运动神经元的

功能和 / 或防止其死亡来保护运动神经元。与肌肉保护类似，研究人员认为，神经保护可以与修复 *SMN1* 或 *SMN2* 基因的疗法结合使用。截至本书成稿前，神经保护疗法尚没有药物进入临床试验阶段。

帮助细胞存活的神经保护小分子：最具代表性的是 Plastin 3（PLS3）与目的冠蛋白 1C（coronin 1C）：PLS3 蛋白参与构成神经元细胞骨架，在轴突成熟、囊泡迁移和内吞等多种生理过程中发挥重要作用；coronin 1C 属目的冠蛋白家族成员，可经钙离子介导与 PLS3 相互作用，调节神经元内吞并促进突触前膜端囊泡回收，增强神经肌肉接头功能。通过恢复肌动蛋白动力学，表型修饰因子 PLS3 与 coronin 1C 有望成为脊髓性肌萎缩症药物治疗的新方向之一。

为运动神经元提供生长因子的干细胞移植：干细胞治疗是治疗脊髓性肌萎缩症和其他神经退行性疾病的一种潜在的替代方法。干细胞是一种可以发育成不同类型细胞的细胞，如神经元或肌肉细胞。这种方法涉及许多挑战和风险，如寻找合适的干细胞来源，确保其安全性和有效性，靶部位的有效传递，避免免疫排斥或肿瘤形成，以及如何监测其长期影响等。

随着疾病修正治疗药物的上市和普及，脊髓性肌萎缩症已经成为一种可治的罕见病。在药物可及性越来越好的同时，用药时机的选择成了影响疾病预后的最关键因素之一。在关于用药时机与疾病预后的关系的研究中发现，当患者在症状前或出现症状后不久接受药物治疗时，现有的几种药物疗效更好。因此，对于刚确诊的儿童的家长，与其纠结用不用药、选择哪种药物，不如尽快开始用药，才能让儿童更早获益，更快、更好地提高运动能力。

（二）康复治疗

本病虽是一种运动神经元疾病，但儿童的功能障碍往往是多方面的，涉及神经、呼吸、康复、骨科、营养等不同的专业领域，需要多学科综合管理，因此多学科诊疗是管理儿童的核心。其中，长程规范的康复管理可延缓脊髓性肌萎缩症的疾病进展；预防或减少肌肉萎缩及骨骼畸形；改善儿童心理健康和生活质量。

2022 年发表的《脊髓性肌萎缩症康复管理专家共识》指出，长程规范的康复管理可延缓疾病进展、预防或减少肌肉萎缩及骨骼畸形、改善儿童心理健康和生活质量。所谓长程规范的康复管理，需要做到定期接受规范的康复评估、科学制定合理的康复目标、个性化选择恰当的康复治疗方案。

1. 康复评估 由于本病的疾病自然病史或疾病修正治疗后多数儿童长期处于疾病状态、病情变化相对缓慢，应通过评估掌握病情的变化趋势，以采取适当的应对策略、调整康复目标和方案，故建议每 3 ~ 12 个月，到具备脊髓性肌萎缩症评估资质和经验的机构进行全面康复评估。

2. 康复目标 本病儿童的康复目标，应根据儿童的功能状态，以最大限度优化其功能、预防或减少并发症、提高生活质量为原则制订。特别需要强调的是，康复治疗的目标并不完全是追求达成新的运动里程碑，而是应着眼于稳定肌的肌力和耐力、姿势的控制、预防或延缓并发症的发生等基础工作，且以提高活动和参与能力、改善生活质量为最终目的。不同功能的脊髓性肌萎缩症儿童，其康复目标不同。

（1）不能独坐者：康复目标是改善功能、减轻障碍、优化不同体位的耐受性，尽可能预防或减少肌肉萎缩和骨骼畸形，通过辅助器具维持抗重力体位，提高移动能力和活动范围。

（2）能独坐者：康复目标是维持、恢复或改善功能及移动能力，预防或减少肌肉萎缩、关节挛缩和脊柱畸形，提高坐位平衡和上肢功能，借助辅助器具维持站立位，尽可能自我驱动轮椅进行移动并参与社会生活。

（3）能独走者：康复目标是维持、恢复或改善功能、移动能力及关节活动范围，预防继发性肌肉萎缩和骨骼畸形，提高或维持肌力、耐力和平衡能力，尽可能与同龄人一样参与社会生活。

3. 康复治疗　针对脊髓性肌萎缩症的康复治疗包括院内／机构内康复和家庭康复，院内康复的频率和强度较家庭康复高，对患儿的一般状况和耐力有一定要求，因此，患儿在接受疾病修正治疗后是否适合进行院内康复，需要有经验的康复医师、治疗师进行评估，与家长充分商讨沟通后再做决定。推荐实施“医院－社区－家庭”的康复模式，使社区和家庭能够延续出院后康复。

（1）运动训练：推荐使用适当强度的助力－主动运动、抗重力运动、水中运动、智能机器人辅助步行训练、渐进式抗阻训练、徒步、骑行以及不引起疲劳的神经肌肉电刺激等改善儿童的肌力和运动功能。

（2）牵伸训练：推荐通过徒手牵伸或支具牵伸等方式定时牵伸儿童的各个关节，以预防或减少挛缩。能独走者可结合主动牵伸以保持关节活动范围和软组织的延展性。

（3）体位管理和辅具应用：建议使用矫形支具、矫形座椅、站立架等设备设定儿童的体位，以维持身体的生物力学对线，减少或预防肌肉挛缩和骨骼畸形，增加直立姿势的耐受性，改善社会生活能力。

（4）呼吸与排痰训练：推荐对脊髓性肌萎缩症儿童使用主动用力、抗阻呼气与吸气，如吹蜡烛、唱歌、朗诵等游戏方式进行呼吸肌肌力训练；建议对儿童开展自主咳嗽训练、主动叠加吸气咳嗽法以自主清理气道分泌物。

（5）吞咽障碍管理：对于经口喂养的儿童，应常规指导进食体位和姿势管理、食物质地调整、进食辅具应用、吞咽功能训练和口腔感觉刺激等改善吞咽能力；若不能经口进食满足营养需求，需要考虑进行管饲喂养。

二、多学科诊疗管理

疾病修正治疗药物的逐步上市给脊髓性肌萎缩症的精准治疗带来突破性进展，伴随着已上市药物可及性的提高，越来越多的儿童有机会接受药物治疗。

有回顾性研究表明个体化多学科诊疗有助于延缓儿童营养不良、限制性通气功能障碍、脊柱侧凸、运动功能等多系统损伤的进展，提高了他们的日常生活能力。由此可见，多学科诊疗对改善脊髓性肌萎缩症患者的生存质量具有重要意义。目前全球相继推出了多个本病的多学科诊疗规范和专家共识，主要涉及内容及科室如图 2-1。

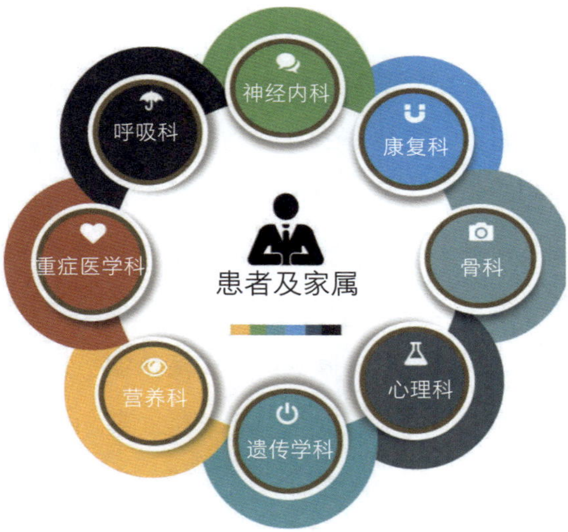

图 2-1
脊髓性肌萎缩症多学科诊疗团队构成

1. 肢体功能状况的评估 脊髓性肌萎缩患者的功能评估需要与其功能状态及病情程度相匹配，所有儿童均应评估运动功能水平、肌力、关节活动范围、挛缩、脊柱曲度、髋关节情况及日常生活能力；不能独走者还应评估胸廓有无畸形、是否有吞咽困难，是否通气不足及坐姿耐受时间；能独走者还需要评估移动能力、耐力及疲劳情况。

2. 骨关节健康的评估 脊髓性肌萎缩患者常见的骨关节并发症主要包括关节挛缩、脊椎侧弯、髋关节脱位或半脱位等。当关节挛缩伴有疼痛或明显损害功能时，以及对于伴有明显疼痛的髋关节脱位或半脱位，可至骨科考虑手术治疗。

3. 呼吸功能评估及管理 呼吸道并发症是脊髓性肌萎缩症患者死亡的主要原因。主要并发症包括呼吸肌疲劳、黏液堵塞、肺不张、肺炎和呼吸衰竭等。早期出现肺功能受损时，应联合康复科进行呼吸肌、胸廓顺应性训练，自主咳嗽和排痰训练，咳痰机辅助咳嗽和排痰；当辅助咳嗽和无创通气不能改善脊髓性肌萎缩症儿童呼吸功能时，应联合呼吸科、重症医学科接受呼吸机辅助通气治疗。

4. 营养及吞咽状况的评估及管理 脊髓性肌萎缩患者通常有胃肠道或营养并发症，主要包括体重增加或减少、饮食或营养不平衡、骨密度低、吞咽功能障碍等。营养管理的目的是通过定期的生长和营养状况的评估，预防超重或肥胖以及营养不足或营养不良，促进健康、均衡的饮食，保证最佳的热量、蛋白质、液体和微量营养素摄入，特别是钙和维生素 D 的摄入。如有超重风险者，应联合营养科和康复科制订营养及锻炼计划。

5. 心理状况评估 脊髓性肌萎缩症为慢性进展性疾病，对患者及家庭进行心理支持很重要。心理健康评估的关键时期包括疾病诊断前后、功能状态改变后、用药前后及生活状态改变前后（如入学前后）等。心理科将参与评估儿童及家庭成员的心理健康状况，提供干预措施预防心理疾病的发生。

三、全生命周期支持

脊髓性肌萎缩症可以在宫内发病，也可以在儿童期起病，甚至在成人期起病，但无论哪一型，一旦确诊，疾病将伴随终生。因此，本病是一种全生命周期疾病，全生命周期疾病必定需要实现疾病的全病程管理，建立从早期识别、精准诊治到长程管理的全病程诊疗生态环境，以真正提升脊髓性肌萎缩症儿童与家庭的生活质量。因此，全生命周期支持显得尤为重要，近年来，随着医疗技术的进步和社会对罕见病的关注，本病儿童的全生命周期支持得到了越来越多的关注和实践。

首先是医疗支持，从新生儿期到成年期，脊髓性肌萎缩症儿童需要持续的医疗支持，包括定期评估、药物调整和并发症管理。早诊断，早治疗可显著改善患者的预后。多学科诊疗是脊髓性肌萎缩症管理的重要模式，涵盖神经内科、康复科、呼吸科、骨科等多个科室，提供从遗传咨询、药物治疗、手术治疗到康复管理的全流程支持服务。

脊髓性肌萎缩症儿童及其家庭往往面临较大的心理压力和经

济负担，心理疏导和家庭支持是全生命周期支持的重要组成部分。给予儿童及家长相应的心理及人文关怀，提供心理辅导，缓解心理压力；提供个性化教育计划，帮助患者融入学校生活；鼓励孩子参与社交活动，帮助更好地融入社会；提高公众对脊髓性肌萎缩症的认知和理解，减少社会歧视，营造友好的社会环境。另外，国家和社会各界也在努力完善罕见病保障政策，提高药物可及性，降低家庭的经济负担，保障儿童在医疗、教育、就业等方面的权益。

随着基因治疗等新技术的不断发展以及全病程多学科诊疗尤其是长程规范化康复管理的介入，脊髓性肌萎缩症儿童的治疗效果和生活质量有望进一步提升。同时，社会对罕见病的重视和包容也将为儿童创造更好的生活环境。总之，脊髓性肌萎缩症的全生命周期支持需要医疗、社会和家庭的共同努力，通过多学科诊疗、社会融入和政策保障，为儿童提供全方位的支持，帮助他们实现更有意义的人生。

（张华炜、陈淑娟）

第三章 团队战斗：脊髓性肌萎缩症儿童家庭所需的支持

一、就医指南

在脊髓性肌萎缩症疾病修正治疗的时代，患病儿童需要定期接受多学科诊疗团队的评估和指导，以实现最佳的综合治疗效果，提高患者及其家庭的生活质量。

1. 就医前准备 为保障就医过程顺利高效，建议家长提前做好以下准备。

（1）预约安排：建议家长提前与多学科诊疗团队的联系人进行沟通，以便他们能够帮助安排合适的就诊时间，以及确定参与会诊的学科专家。

（2）资料准备：就诊当天，请家长携带儿童近期完成的各项检查报告，包括基因检测、肺功能检查、脊柱 X 线片、髋关节 X 线片、康复评估报告、营养数据测量等。这些资料将帮助医生全面评估儿童病情，提供精准的诊疗建议；同时避免不必要的重复检查。

（3）问题清单：家长可根据儿童的具体情况，提前整理一份问题清单，并按照重要性进行排序，如儿童目前需要哪些药物或治疗方案、儿童可能会面临哪些潜在的并发症风险、如何预防和处理这些并发症、儿童在日常生活中需要哪些辅助设备和护理等。

脊髓性肌萎缩症儿童需要在呼吸、营养、骨骼、康复等多个方面进行长期管理，这涉及神经科、康复科、骨科、呼吸内科、消化内科、心理科、遗传咨询科、营养科、放射科、超声科等多个学科的协同合作。在疾病修正治疗的基础上，全程的康复管理对儿童的远期预后和功能改善尤为重要。专业的康复团队将为儿童及其家庭制订个性化的康复计划、实施及指导康复治疗、并定制辅助器具等。此外，不同职责的康复治疗师将从多方面为儿童提供支持，具体如下：①物理治疗师负责评估运动功能、肌肉关节状况、呼吸功能，制订并实施个性化的运动训练方案，同时指导家长和儿童采用适合的体位和活动方式；②作业治疗师负责评估儿童在日常生活活动中的能力、指导生活技能训练、推荐适合的辅助器具和家用设备；③言语治疗师负责评估吞咽和语言功能、指导进食技巧和沟通方法、推荐适合的饮食方案和辅助设备；④心理治疗师关注、识别和疏导儿童及其家长的不良情绪，提供心理支持，帮助家庭应对疾病带来的心理压力和挑战，维护心理健康。

2. 就诊或住院阶段　就诊或住院期间，家长应积极配合医护人员，主动参与评估和治疗过程，及时反馈儿童的情况和需求，记录下重要的信息和建议，并提出自己关心的问题。

就诊或住院前建议携带的物品清单：①身份证件（如身份证、医保卡等）；既往检查报告（如基因检测、电生理、肺功能等）；②目前使用的药物及治疗设备（如口服药物、咳痰机、呼吸机等）；③儿童喜欢的玩具或书籍等（以缓解儿童的焦虑情绪、丰富住院生活）；④儿童常用的辅助器具（如轮椅、支具等）；儿童常穿的舒适衣物（便于更换和检查）；⑤儿童平时吃喝的食物或饮料（以满足儿童的口味和营养需求）。

3. 回家阶段 回家后，家长需要根据医生或其他专业人员的建议，为儿童提供合适的家庭康复治疗，定时给予所需的药物；定期监测儿童的症状和体征，保持与医生或其他专业人员的密切沟通，以便及时发现并处理任何异常问题，必要时需要及时带儿童就医。

4. 保持持续学习新知识与新技术的能力 近年来，脊髓性肌萎缩症的药物治疗与疾病管理技术持续发展，儿童的功能维持或改善离不开家长的悉心照料及家庭康复支持。因此，家长需要持续关注本病治疗领域的最新进展，积极学习相关新知识和新技能，以更好地适应儿童在不同成长阶段的多样化需求。家长可以通过与其他患者家庭交流，或参加专业机构或患者组织开展的线上、线下培训或讲座，学习本病的最新知识和护理技巧。

二、高效交流

1. 与医护人员的交流 在自然病程中，本病病情会随时间推移逐渐进展。近年来，随着疾病修正治疗药物的面世与使用，儿童的病情发展轨迹已发生显著变化。许多儿童的身体功能保持稳定，甚至有所改善。然而，患病儿童仍然需要接受长程的规范化治疗与管理，才能获得最好的疗效。因此，儿童的父母、主要照护者以及成年患者本人，都应主动与医疗团队保持密切沟通。

良好的医患沟通能帮助医务人员全面了解儿童的病史和当前病情，评估治疗预期和管理需求等重要信息，进而制订出最符合家庭意愿和需求的个性化治疗及管理方案。家长需要与医疗团队保持定期反馈和沟通，按时到医院复查，以便动态调整并优化管理方案。这种持续的交流不仅能促进脊髓性肌萎缩症家庭与医疗团队间的信任，还能有助于双方共同努力帮助儿童实现最好的治疗效果。

同时，家长需要认真倾听专业人员对儿童的病情分析、评估、诊断意见、治疗与管理建议等，并及时提出自己的疑问和需求。这不仅能帮助家长更好地理解医疗团队的专业指导，还能为家长提供决策依据。

2. 与亲人、朋友、其他患者家庭的交流　确诊后，大多数家长都希望有人与自己并肩前行，共同应对这一突发变故。此时，他们最需要得到亲人和朋友的情感关怀和支持，以缓解内心的焦虑和不安，让生活尽快回归正轨。此外，与其他患者家庭交流也尤为重要。在彼此相似的经历中，家长们既能获得情感共鸣，还能分享抚育患病儿童的经验和最新的医疗动态，从而增强并坚定对抗疾病的信心。因此，家长们需要调整心态，主动走出家门，保持与他人的交流互动，同时尽量维持原有的社交活动和兴趣爱好，给自己创造放松和快乐的机会，以更勇敢、更积极的态度面对生活。

3. 与儿童的交流　除了家长自身，患病儿童也可能出现消极、焦虑等不良情绪。家长除密切监控儿童的身体和功能状况外，还应多与儿童沟通，留意其情绪变化，以便及时给予回应和疏导。在日常生活或康复治疗过程中，家长可适当以语言（如表扬）、肢体活动（如微笑、竖起拇指、拥抱、轻柔抚摸或拍打）等方式鼓励儿童；尊重儿童的意愿和自主权，避免因功能障碍而过度保护或限制其自主活动。平时可多倾听儿童对身体功能和生活等方面的主观感受，鼓励其勇敢表达情绪和想法，并传递积极向上的思想，帮助儿童更好地发挥其现存功能，更好地融入日常生活。

4. 与网络的交流 当今已进入互联网时代，脊髓性肌萎缩症家长常通过网络获取治疗信息，但网络信息来源多样，时效性、完整性、实用性、可信度不一。为了帮助家长获取可靠和全面的信息，建议选择经过严格审核的权威性网站：包括专业医疗网站、权威医疗机构的官方网站或官方社交媒体账号等，如国家医保服务平台、国家药品监督管理局、中国疾病预防控制中心等。同时建议家长避免依赖单一信息，可比较多个权威渠道获取的信息进行筛选和使用；对于不确定的信息，及时咨询相关专业人员等。

三、社会支持

1. 医疗保障 截至 2025 年 7 月，国内已有诺西那生钠注射液和利司扑兰口服溶液两种疾病修正治疗药物纳入国家医保目录。经基本医保及大病保险报销，本病患者用药负担大幅降低。对于低收入家庭，结合医疗救助和相关补贴政策，用药负担会进一步降低。

2. 教育保障 根据《中华人民共和国残疾人保障法》及《中华人民共和国残疾人教育条例》等相关法律法规，脊髓性肌萎缩症儿童依法享有接受义务教育的权利，普通学校在义务教育阶段不应拒收，并应为有需要的儿童提供合理必要的支持与便利，以保障其平等接受教育的机会。

3. 生活和福利保障 符合条件的脊髓性肌萎缩症患者可申请最低生活保障、残疾人生活补贴、残疾人护理补贴等生活救助措施，以改善其及家庭的基本生活水平。社工和心理咨询师负责为患者及其家庭提供心理支持、协助申请社会福利与医疗保险、并提供相关的信息和资源等。

4. 法律保障 脊髓性肌萎缩患者享有宪法和法律赋予的平等权利和义务，受到全面保护。任何单位和个人均不得对其实施歧视、侮辱、虐待或遗弃行为。

在国家政策的持续推动下，针对包括本病儿童在内的功能障碍群体的社会保障体系将不断完善，支持力度也将进一步加大。此外，在社会各界的广泛关心与积极参与下，我们将共同营造一个更加包容、平等、尊重和协作的社会环境，让每一位患病儿童更好地融入社会，享受更美好的生活。

（马斌、韩明珊）

1

第二部分 脊髓性肌萎缩症的家庭康复核心技术

2

3

第四章 舒适安逸：体位管理和矫形支具的适配

一、健康儿童的活动姿势和临床意义

1. 卧位 卧位可分为仰卧位、俯卧位、侧卧位。健康儿童在 4 月龄前较多在仰卧位下活动。正确的仰卧位姿势有助于儿童在生命初期头部、四肢对称性运动的发育；在睡眠过程中可保持呼吸通畅、降低婴儿猝死综合征的发生率；亦可分散枕部所受的压力，有利于头部形状的对称发育。随着儿童对头部和躯干控制的逐渐完善，他们逐渐可以翻身活动，可从仰卧位变换为侧卧位、俯卧位。对儿童来说，俯卧位是克服地心引力、抗重力活动，是一个良好的功能性体位。一般 4 月龄的健康儿童在俯卧位时可以双前臂支撑床面、头部抬起约 90°；随着功能的完善，他们在俯卧位时逐渐以双上肢支撑辅助上胸部抬起、支撑起身体从俯卧位变为坐位、四点跪位；最后发育出初级的移动能力，如腹爬、四点爬。11 ~ 12 月龄时儿童可从四点跪位扶物站起，为站立和步行能力的发育做准备。

2. 坐位 良好的坐位是指儿童坐于高度合适的椅子上，头部与肩关节和髋关节在同一平面上、双肩平齐、脊柱完全伸展，双脚（全脚掌）平踩于地面、骨盆两侧处于同一水平线上；双侧大腿同一高度且与地面平行，小腿与地面垂直。而婴幼儿的坐位姿势大多是在床上或地面上的盘腿坐位，即头部和躯干直立、垂直于床面，臀部着地，双下肢屈曲、双足底相对平放置于身体前。一般 5 月龄的健康儿童可出现盘腿坐，但此时他们的躯干控制能力尚不完善，可能会采取躯干前屈、双上肢向前伸展以支撑床面的姿势来维持坐位。随着功能的逐渐完善，他们会逐渐伸展躯干、重心抬高；双手不再需要支撑床面，逐渐可往身体的前方、侧方、后方取物；约 9 月龄时可坐位与俯卧位间相互变换、独坐稳且双手可自由活动而不跌倒。坐位是卧位与立位的中间过程，是人类生活中最基本的姿势，儿童在此姿势下能获得更完善的手功能和认知功能。

3. 立位　站立是实现婴幼儿独立步行的前提和基础，是人类姿势发育的最高级阶段。良好的立位是体重负荷于双侧足底，双侧髋、膝、踝关节和躯干在同一平面上。健康儿童一般在 12～18 月龄时能独站。在此基础上，他们可逐渐发育出步行和跑跳能力；通过日常不断地重复练习，约 5 岁时能在不同平面上步行和跑跳。良好的立位对儿童有重要的意义，它令儿童解放双手、扩大了他们的活动范围，让儿童能在移动过程中携带更多的工具（或玩具）去探索更广阔的世界，促进儿童的大脑发育；促进脊柱生理弯曲、足弓等独特生理结构形成，以缓冲步行或跑跳时的震动；活动时耗能更少，可支持儿童进行更持久的活动。

二、常见的异常姿势和危害

脊髓性肌萎缩症儿童的异常姿势多样，主要由肌力和肌张力低下、肌力不平衡、运动功能障碍等多种因素共同造成，具体可因其年龄、运动功能障碍程度、发育水平、肌力等级等情况而表现不同，部分甚至在后期发展成不可逆转的肌肉骨骼畸形。为了早期预防或延缓脊髓性肌萎缩症儿童下肢出现各种异常姿势甚至肌肉骨骼畸形，建议尽早进行居家姿势管理。

1. 颈部 颈部异常姿势多见于 1 型和部分 2 型脊髓性肌萎缩症儿童，他们的功能障碍程度较高、头部控制能力较差，在无矫形支具或辅具的支持下，他们的日常活动只能在仰卧位下进行。若他们在仰卧位时头部常向一侧偏斜，则后期易出现斜头畸形，即常着床受压的一侧枕部扁平、同侧额头突出，而对侧枕部和额头形态则相反。在斜头畸形和运动功能弱这两种因素的作用下，脊髓性肌萎缩症儿童更倾向于一侧偏斜的异常睡姿，这进一步弱化了头部和颈部的对称性活动。

2. 上肢 脊髓性肌萎缩的上肢异常姿势多见于 1 型和部分 2 型脊髓性肌萎缩症儿童，具体可因其年龄、运动功能障碍程度、发育水平等情况而表现不同。由于上肢肌力差，这部分儿童的上肢前期表现为自主活动少、运动功能障碍，在这些因素影响下后期易出现肩关节内收挛缩、肩前屈和外展受限、肘关节屈曲挛缩、前臂旋前挛缩、腕关节屈曲挛缩、手指屈曲挛缩等表现（图 4-1、图 4-2）。因为脊髓性肌萎缩症儿童的运动功能障碍是近端受累比远端严重，所以通常上臂（肩、肘关节）出现关节挛缩较为多见。关节挛缩不但使上肢的主动活动进一步减少，更弱化了他们的上肢功能和日常生活能力。

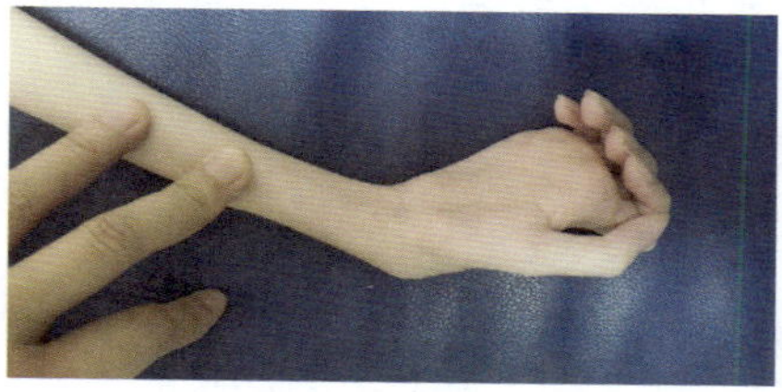

图 4-1
脊髓性肌萎缩症儿童上肢的异常姿势

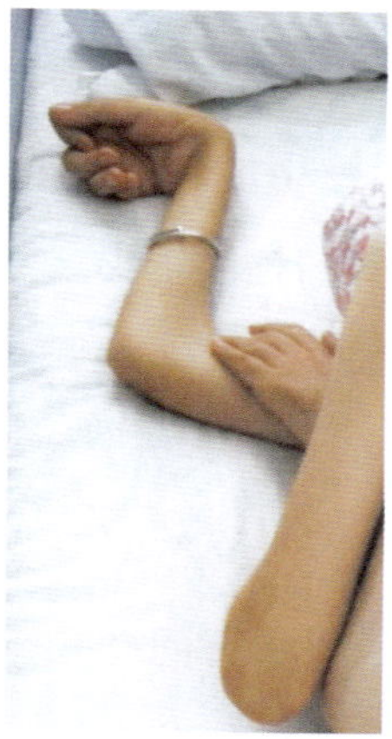

图 4-2
脊髓性肌萎缩症儿童肘、腕关节屈曲挛缩

3. 下肢 因脊髓性肌萎缩症儿童双下肢肌力减弱、主动关节活动范围减小，常会发生下肢挛缩畸形，这不仅影响他们的运动功能，长期的活动受限还会导致关节挛缩进一步加重。常见的下肢异常姿势包括髋关节屈曲、内收内旋或外展外旋（蛙式位），膝关节屈曲以及踝关节的跖屈、内翻。与此同时，由于髋关节周围肌肉无力、髋关节屈曲挛缩和内收内旋姿势、骨盆倾斜以及下肢负重减少等原因常会出现继发性髋关节异常，如髋臼发育不良、髋关节脱位或半脱位等。

4. 脊柱 脊柱畸形是脊髓性肌萎缩症儿童常见的骨骼畸形，一般是进行性发展的，其发生率和程度、发展速度与儿童的功能障碍程度相关，即功能障碍越严重，脊柱畸形的发生率越高、程度越严重。脊柱畸形具有较早发病、进展迅速的特点，即使在脊髓性肌萎缩症儿童骨骼发育成熟后仍可持续进展。脊柱畸形可能导致儿童出现呼吸和心脏功能减弱、肋骨畸形、脊柱柔韧性下降、疼痛等问题，因此脊髓性肌萎缩症儿童的脊柱从发病起即要进行监测和管理，其中体位管理至关重要。

三、体位管理及矫形支具的适配

脊柱侧弯及关节脱位、关节挛缩等骨关节问题是脊髓性肌萎缩症疾病进展的并发症之一，不仅给儿童带来身体上的痛苦，也是进一步导致其他并发症出现或加重的重要原因之一。因此，脊髓性肌萎缩症儿童在进行康复治疗之余，需要早期进行体位管理，以帮助他们尽可能地在正常姿势下活动。这是预防或减少后期出现骨关节畸形和其他并发症发生的关键，而矫形支具在其中扮演着不可或缺的角色。

1. 卧位 为保持良好体位，可在日常的仰卧位摆位中，使用定型枕或毛巾卷等辅助物将儿童的头部置于中立位，避免头部向一侧偏斜。需要注意的是，此过程中需要家长在旁看护，以避免辅助物偏移以致堵住儿童口鼻引起窒息。在儿童的肩部后方放一个薄垫，以预防或减轻肩胛内旋内收，并将小枕头或毛巾卷放置在儿童的腋下，使其肩部保持外展约 60°；同时在其肘部、腕部下放置一小枕头或毛巾卷，令其保持肘部伸展、前臂旋后（手掌向上）、腕部背伸、拇指外展的摆位，必要时可使用腕手矫形器等矫形支具辅助手指伸展、腕部背伸，以维持关节在功能位，预防或减轻上肢的异常姿势和关节畸形（图 4-3、图 4-4）。在双膝部下方、中间分别放置小枕头或毛巾卷，令双膝和髋关节自然屈曲、双下肢打开与肩部同宽；床尾放置枕头或被子，将儿童的脚掌抵着被子，使其双脚掌与小腿的夹角小于或等于 90°，必要时可使用踝足矫形器，以预防或减少跟腱挛缩。

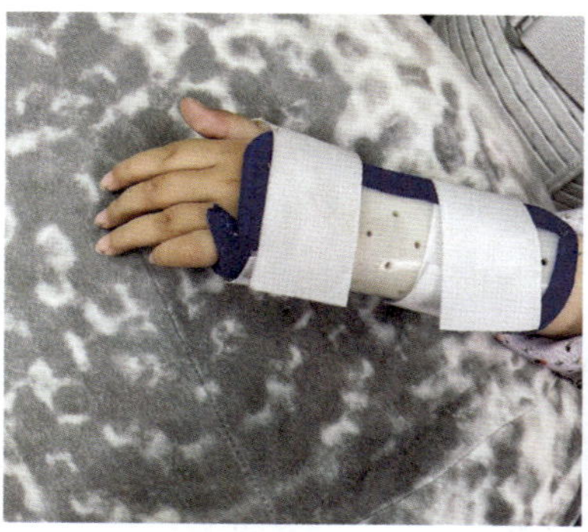

图 4-3
腕手矫形器（一）

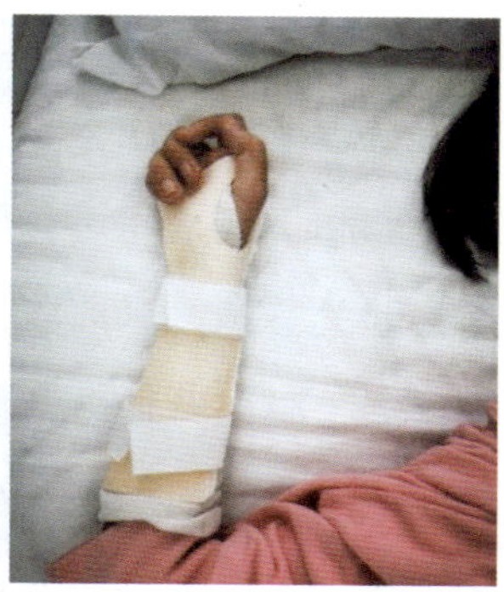

图 4-4
腕手矫形器（二）

对于有一定头部控制能力的儿童，家长可以将其置于俯卧位，以促进双侧颈部肌肉对称性收缩和头部控制能力的发育。在俯卧位时，令儿童双前臂屈曲以支撑床面，家长在其胸前、腋下用毛巾卷、小枕头、楔形垫等物品来辅助双上肢支撑；支撑的高度姿势可根据儿童的头部控制能力、上肢的肌力等情况来设定。一般头部控制能力差、抬头不稳的儿童，在俯卧位时应以前臂支撑为主（双上肢前伸、肘部屈曲、前臂与床面接触）。随着头部控制能力的逐渐完善、上肢支撑能力的逐渐增强，家长在设置俯卧位时可逐渐抬高儿童支撑的高度，甚至可以完成直臂支撑动作（肘部伸展、上胸部抬起、仅手掌与床面接触）。由于儿童在俯卧位时需要躯干和上肢完成部分或全部的抗重力运动，因此家长务必根据儿童功能障碍的具体情况或遵循医嘱来完成俯卧位摆放、设定上肢支撑的高度，避免因肌肉无力、不能维持相应姿势而出现继发性损伤。辅助俯卧位的时长可根据儿童的具体情况（如哭闹、疲劳等）来调节。

侧卧位时可使用合适高度的枕头来垫高头部，使头部中线与躯干（脊柱）成一直线，双上肢放置于身体前方并尽量使双肘伸展，双上肢和下肢之间可各放置一抱枕、或抱一长条形抱枕，以避免肩、髋关节的过度内收，必要时可使用腕手矫形器等支具辅助手指伸展、腕部背伸。两侧的侧卧位摆放应轮流进行，避免只设置单侧侧卧位摆放。当儿童存在脊柱侧弯时，可通过调整在侧卧位的姿势，以尽量维持脊柱的中立位：儿童取侧卧位，同时令头、肩关节、骨盆在同一水平线上，同时令双下肢略屈髋屈膝，双膝间放置一小枕头以避免髋内收；当凸侧朝下时，家长可在脊柱凸出部位给予毛巾卷支撑，使向下凸出的部分上抬（图 4-5）；当凸侧朝上时，家长可在肩关节和髋关节处给予适当高度的毛巾卷支撑，让向上凸出的脊柱节段受重力作用向下移。为避免儿童身体的局部过度受压，建议每两小时变换一次摆位。

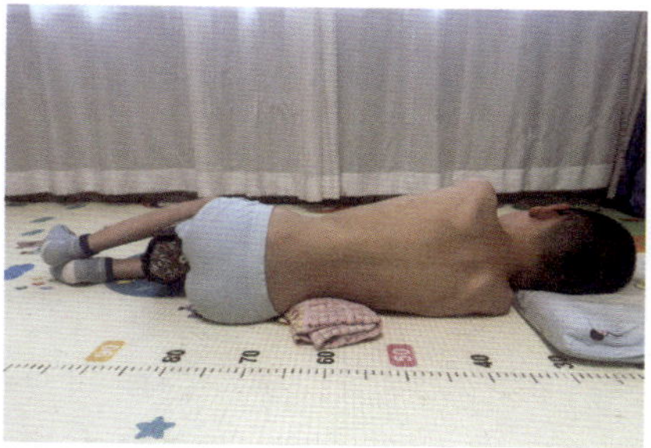

图 4-5
脊柱侧弯儿童侧卧位（腰椎凸侧朝下）

2. 坐位　坐位是儿童进行日常活动和学习的重要体位，良好的坐位有利于脊髓性肌萎缩症儿童的进食和吞咽活动，家长也能在坐位下对儿童进行认知、手精细功能相关训练。

对于头部控制能力不佳的脊髓性肌萎缩症儿童，可在矫形座椅的辅助下维持坐位，以促进其颈部及躯干良好的姿势和肌肉对称性活动、提高头部、腰部控制能力、提高心肺能力。将矫形座椅放置于轮椅上，可使这类儿童在良好姿势下实施长距离出行，从而扩大他们的移动范围、扩展视野、丰富生活（图 4-6）。对于肩内收畸形的脊髓性肌萎

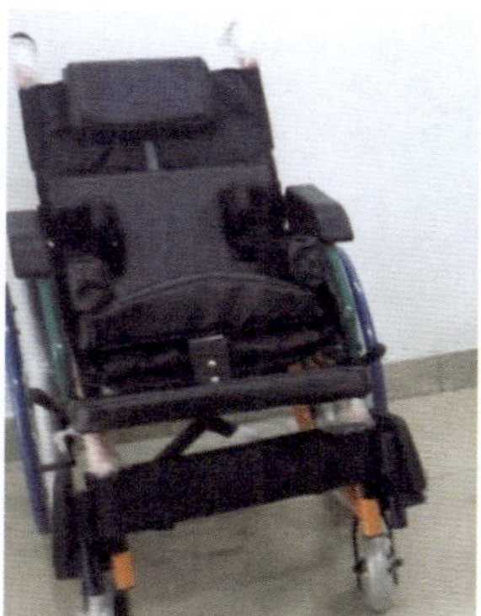

图 4-6
矫形座椅与轮椅配合使用

缩症儿童，使用轮椅时可在其腋下放置一小枕头或毛巾卷，以保持双肩稍外展，肘部可置于轮椅的扶手上并保持屈曲 90°~120°，双大腿间放置一小枕头以保持双大腿外展至与肩同宽。

对于头部控制能力尚可，坐位能力欠佳的脊髓性肌萎缩症儿童，家长可使用市面上出售的婴儿学座椅或儿童餐椅来帮助其维持良好的坐位，座椅靠背的高度可根据儿童坐位能力的强弱来选择，即坐位能力弱则选择靠背较高的座椅，反之则可选择较矮靠背的座椅；必要时可配合使用毛巾卷或小枕头，以进一步提高骨盆的稳定性和躯干的对称性。家长也可以在儿童的身体前方放置高度合适的小桌子，初始状态下桌子的高度可与双侧乳头平齐，令双上肢自然放置在小桌子上，支撑部分身体重量以促进躯干伸展，维持相对直立的良好坐姿，后可根据儿童的坐位能力提升逐渐降低桌子高度（图 4-7）。

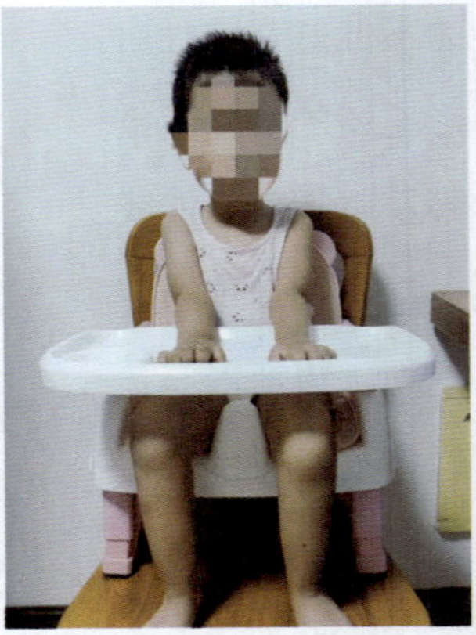

图 4-7
座椅前方放置高度合适的小桌子

坐位能力差的儿童相对躯干力量会更弱，出现脊柱侧弯和骨盆倾斜的风险会更大，甚至后期影响髋关节导致脱位或半脱位，因此设置坐位时需要特别注意双侧脊柱和骨盆的对称性，以预防或减少后期出现的脊柱侧弯和骨盆倾斜。对于存在腕、踝等肢体远端关节挛缩畸形风险的儿童，可同时配合使用腕手矫形器、踝足矫形器等矫形支具。建议坐位 1 小时后，可独立或辅助下进行站立或步行 10～15 分钟，以预防或减少继发的双髋、膝的屈曲挛缩。

3. 立位 无论脊髓性肌萎缩症儿童的运动功能障碍程度如何，均应尽早安排进行负重站立，以促进下肢的骨骼生长、提高下肢肌力和骨密度。通常情况下在 9～12 月龄即可在不同程度的辅助下进行双下肢支撑训练，具体训练时间可根据儿童功能受限的程度和年龄。根据儿童能力选择合适的站立方式和辅助程度：当儿童无法独自站立时，可以选择合适的矫形支具或站立架进行辅助站立，针对头部和腰部控制能力不佳、躯干和下肢力量较差的儿童，可以适当调整站立架或站立床倾斜的角度，以调节双下肢支撑的强度；针对双下肢能抗重力抬高的儿童可考虑使用在合适矫形支具的辅助下独立或扶持站立。站立时尽量使头部和脊柱居于中线位、双侧肩关节等高、躯干直立、双侧骨盆和髋、膝关节于同一平面上、双足分开与肩同宽、双膝朝前、双脚平踩于地面、脚尖朝前，为此可在专业人士的指导下，选择合适的下肢、脊柱矫形支具以维持良好的立位，必要时可配合使用站立架辅助站立（图 4-8、图 4-9）。

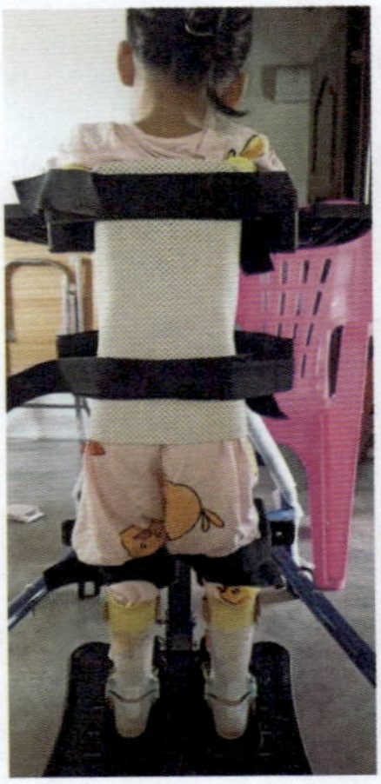

图 4-8
踝足矫形器、脊柱矫形器配合站立架，辅助实现良好立位

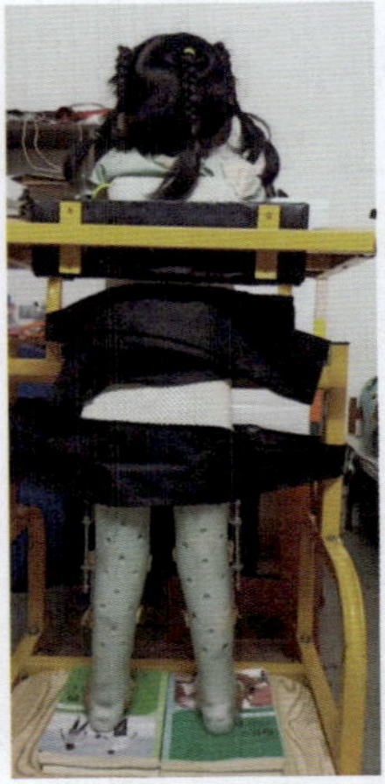

图 4-9
膝踝足矫形器、脊柱矫形器配合站立架，辅助实现良好立位

在良好立位的基础上，对于站立功能较好的脊髓性肌萎缩症儿童，可在一种或多种矫形支具的辅助下进行进一步的功能训练，如步行、下蹲等（图 4-10、图 4-11、图 4-12），但在训练的整个过程中，家长应在旁看护，必要时应给予适当的辅助，以避免其摔倒受伤。

良好的体位管理是脊髓性肌萎缩症康复中的重要一环，它可以帮助脊髓性肌萎缩症儿童改善异常姿势、缓解疼痛、预防或减少继发的肌肉骨骼畸形、提高功能和社会参与性、改善生活质量。而矫形支具在其中扮演了极其重要的角色，合适的矫形支具能帮助脊髓性肌萎缩症提供额外的支撑能力、一定程度上替代其缺失的功能，促进骨骼肌肉和心肺功能的良好发育。脊髓性肌萎

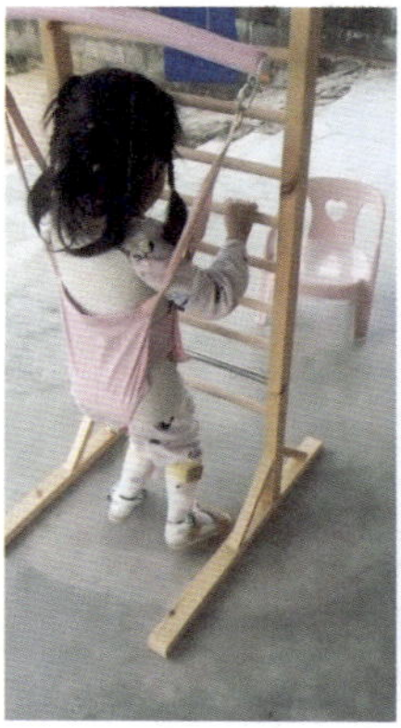

图 4-10

穿戴脊柱矫形器，使用简易悬吊装置辅助，配合肋木架进行站立与下蹲训练

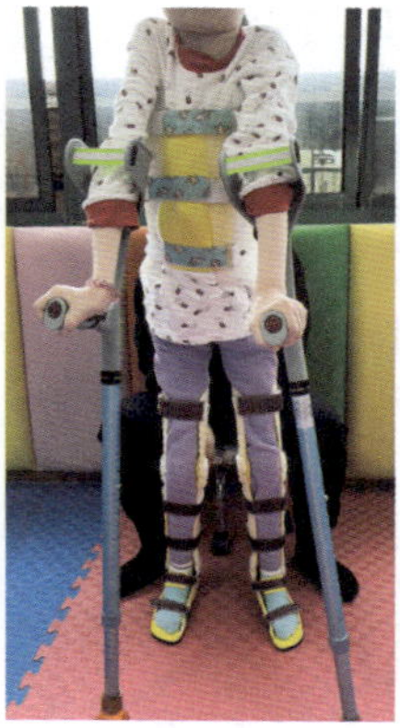

图 4-11

穿戴脊柱矫形器、膝踝足矫形器，配合肘拐进行迈步训练

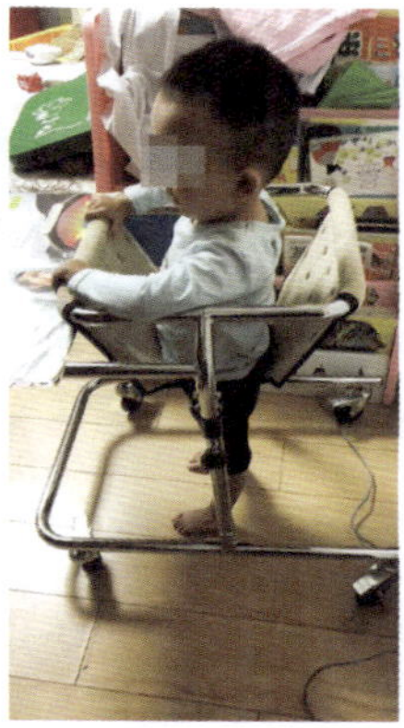

图 4-12

躯干稳定性好的儿童，可借助学步车或助行架进行站立与步行训练

缩症儿童的个体差异较大，其所处的发育阶段亦不尽相同，因此，为了获得良好康复效果，家长应先咨询专业人员或医疗机构，综合考虑儿童的年龄、所处疾病的不同时期、功能障碍的特点和程度等情况，再确定体位管理方式，以及应用矫形支具的种类和数量。家长亦应遵医嘱定期带儿童复查、再次评估，根据儿童的病情变化，考虑更换体位管理的方案。

四、体位摆放及辅具适配案例

（一）病例摘要

姓名：潘 × ×　性别：女　年龄：10 岁　出生日期：2011 年 12 月

过敏史：无

主诉： 发现肌无力 10 年。

现病史： 儿童为第 3 胎第 1 产，足月顺产，4 月龄左右会抬头，6 月龄可扶坐、不能独坐，约 6 月龄时在发热后出现运动发育倒退，伴四肢肌力、肌张力低下，于 2012 年 10 月 20 日（10 月余）行脊髓性肌萎缩症基因检测，*SMN1* 基因第 7、8 外显子纯合缺失，诊断为“脊髓性肌萎缩症”，因尚无特异性治疗方法，予行姑息、对症治疗，儿童运动能力逐渐减弱、4 岁起不能抬头，6 岁起出现全身大关节多发挛缩。2021 年 12 月 31 日（10 岁）复查脊髓性肌萎缩症基因：*SMN1* 基因第 7、第 8 外显子拷贝数（0/2），*SMN2* 基因第 7、第 8 外显子拷贝数（3/2）；2022 年 1 月 11 日（10 岁 1 月）康复评估：汉默史密斯运动功能量表（Hammersmith Functional Motor Scale，HFMSE）得分 20 分，2022 年 1 月 12 日（10 岁 个月）行首次“腰椎穿刺术 + 诺西那生钠鞘内注射”，治疗过程顺利。儿童 10 岁 1 个月时，头部控制能力差、不会翻身，不能独坐、独站，全身多处大关节可见挛缩、活动受限，平素进食量偏少、进食时间偏长（2～3 小时 / 餐），偶有呛咳，夜间睡眠时需要使用家庭无创辅助通气，语言、交流、学习能力与同龄儿类似。

既往史： 儿童曾多次因“肺炎”住院治疗，分别于 2014 年 5 月（2 岁 5 个月）、2019 年 5 月（7 岁 5 个月）、2021 年 4 月（7 岁 5 个月）多次因重症肺炎在医院重症监护室住院治疗，有血制品输注史。

个人史： 第 3 胎第 1 产，足月顺产，出生体重 3.3kg，出生过程顺利，无窒息、抢救史，母妊娠史无特殊。

家族史： 父母、7 岁胞弟均为 *SMN1* 基因携带者，否认近亲婚配。

（二）体格检查

神清，精神反应可。被动体位，营养不良貌，皮肤弹性差，皮下脂肪菲薄。舌肌萎缩，伸舌时可见舌肌震颤。钟型胸廓，呼吸稍促，心率偏快。脊柱弯曲，全身肌肉萎缩，全身多处大关节（肩关节、肘关节、腕关节、髋关节、膝关节、踝关节等）有不同程度挛缩、活动受限。上肢近端肌力 1 级，远端肌力 3 级，下肢近端肌力 1 级，远端肌力 2 级，四肢肌张力偏低，双侧膝反射、踝反射不能引出，病理征阴性。抬头欠佳，不能翻身、独坐，可写字、画简单图形，对答、交流好。

（三）辅助检查

2021 年 1 月 4 日（10 岁 1 个月）头颅磁共振成像（MRI）平扫（3.0）+ 增强、全脊柱 MRI 平扫（3.0）+ 增强：①双侧脑室稍丰满，余脑部 MRI 平扫及增强未见明显异常；②双侧鼻旁窦炎症；③脊柱侧弯，伴胸廓畸形及相应侧弯段椎间盘不均匀受压变扁；④颈、胸、腰段脊髓未见明显异常。

（四）康复评估

（1）费城儿童医院婴儿神经肌肉疾病测试（CHOP INTEND）：20 分。

（2）被动关节活动度（PROM）：肩前屈右（R）90°/左（L）105°，肘屈曲右（R）35°/左（L）50°，腕背伸右（R）16°/左（L）13°，髋屈曲右（R）65°/左（L）70°，屈膝右（R）85°/左（L）90°，踝背伸右（R）0°/左（L）10°。

（3）进食和吞咽测评。

1）饮食能力分级系统（EDACS）：Ⅲ级；饮食安全性欠佳，效率低。

2）流涎频率：偶尔。

3）神经肌肉疾病吞咽状态量表（NdSSS）：5级。

4）吞咽及进食过程观察：卧位进食，舌肌、两侧咀嚼肌萎缩，舌前伸、左右侧伸时舌体震颤，舌运动力量、灵活性欠佳，进食活动缓慢，时间较长，咳嗽力量欠佳。

（五）诊断

初步诊断：①脊髓性肌萎缩症；②吞咽困难；③关节挛缩；④脊柱侧弯；⑤蛋白质－能量营养不良。

（六）综合康复管理

1. 合理的摆位 儿童四肢肌力为1～2级，呈被动体位，不能自主抬头、翻身、坐立、站立，全身多处大关节（肩关节、肘关节、腕关节、髋关节、膝关节、踝关节等）伴有不同程度挛缩、活动受限，因此需要采用合理的体位摆放。

（1）仰卧位：儿童的主动活动能力有限，不能自主翻身、在全关节活动范围内活动四肢，全身大关节的关节挛缩、活动受限引起双髋双膝屈曲，导致下肢压力性损伤，甚至出现皮肤破损、压疮的发生。双膝间放置软枕、腘窝下放置毛巾卷，可达到承托下肢的作用、同时避免压力性损伤（图 4-13、图 4-14）。儿童因上下肢多处关节挛缩、严重脊柱侧弯，应同时使用肘部矫形器、脊柱侧弯矫形器以及膝踝足矫形器调节下肢姿势（图 4-15、图 4-16）。此外需要注意的是，仰卧位时需要至少 2 小时变更一次体位及姿势，避免压疮的发生。

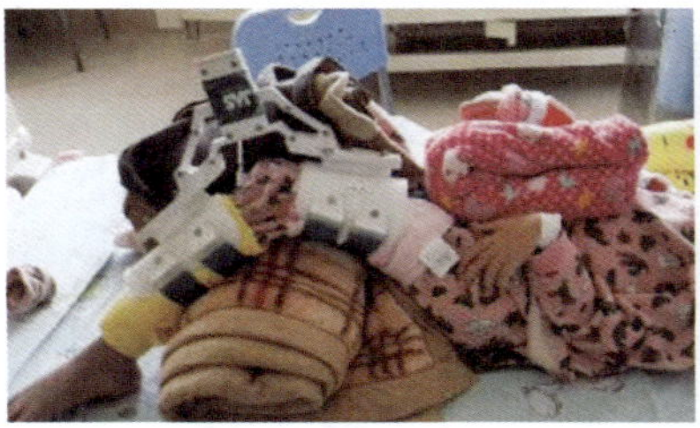

图 4-13
腘窝下放置毛巾卷

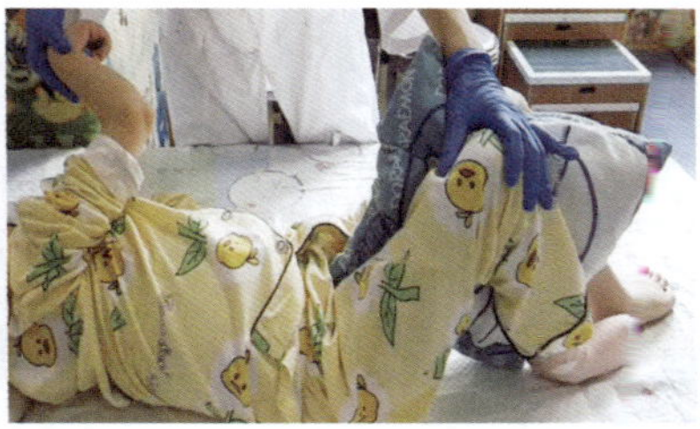

图 4-14
双膝间放置软枕

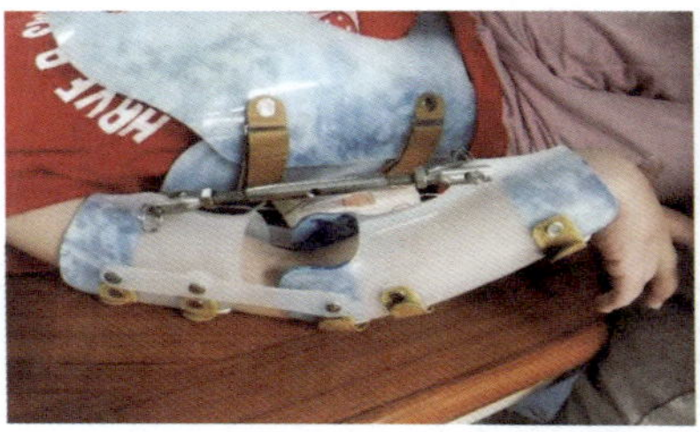

图 4-15
穿戴肘部矫形器及脊柱侧弯矫形器

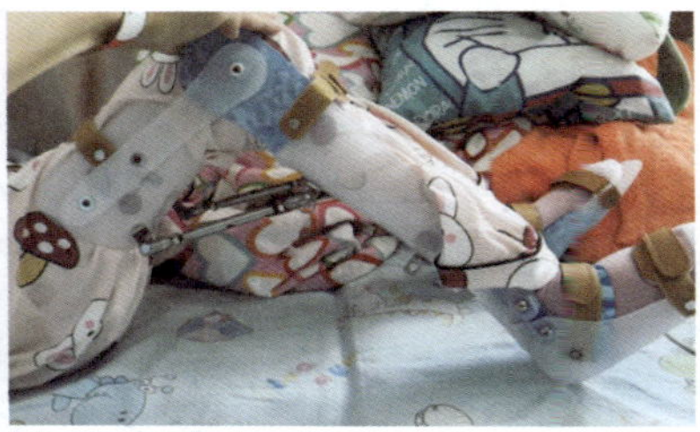

图 4-16
穿戴膝踝足矫形器

（2）侧卧位：儿童的主动活动能力有限，不能自主翻身、抬高下肢，长期处于固定的侧卧姿势会导致腰部、下肢压力性损伤，需要在腰背后放置毛巾卷，双膝间放置软枕，达到固定侧卧位姿势的作用，同时避免压力性损伤、避免髋关节的过度内收内旋。需要注意的是，侧卧位时需要至少 2 小时变更一次体位及姿势，避免压疮的发生。

（3）坐位：儿童自身头部控制、腰部控制力量弱，严重的脊柱侧弯会导致身体扭曲，仅依靠自身无法保持独坐姿势。因此需要同时使用颈托、胸腰骶矫形器和矫形座椅，可以帮助儿童从无法坐立到拥有较好的坐姿，从而实现在坐位下进食、写字、画画、阅读，增进和家人、同学、老师的社交行为（图 4-17）。

（4）站立位：儿童四肢肌力仅 1 ~ 2 级，不能支持独站，同时因伴有四肢严重关节挛缩，即便在辅助器具的帮助下仍难以维持站立位。无明显下肢关节挛缩的脊髓性肌萎缩症儿童可使用站立架、踝足矫形器帮助形成更好的站姿。

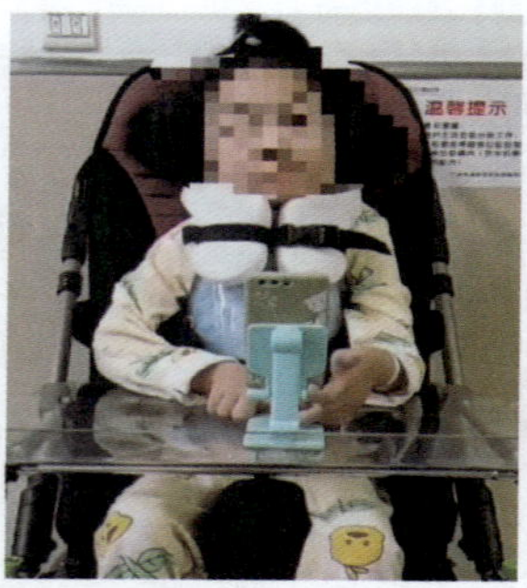

图 4-17

儿童在颈托、脊柱侧弯矫形器及矫形座椅的作用下维持坐姿

2. 矫形支具的应用 ①颈托，儿童头部控制能力差，予定制颈托，尽量保持头部居中、避免头部歪斜（图 4-18）；②肘部矫形器，儿童存在肘关节屈曲挛缩，配备的矫形器带有金属拉杆，可通过角度调节达到静态牵伸肘关节的作用，可矫正肘关节屈曲挛缩；③膝踝足矫形器，儿童存在下肢关节挛缩，配备的膝踝足矫形器同时带有金属拉杆，可通过角度调节达到静态牵伸膝关节的作用，可矫正膝关节挛缩；④胸腰骶矫形器，主要针对脊柱侧弯，可矫正脊柱畸形、同时避免脊柱畸形进一步加重（图 4-19）；⑤矫形座椅，儿童头部控制能力、腰控能力差，予定制专属矫形座椅以保持头部正中、端坐的姿势，辅助坐位维持（图 4-20）；⑥站立架，尚无法站立位但无明显下肢关节挛缩的脊髓性肌萎缩症儿童可使用站立架辅助站立（图 4-21）。

3. 其他综合康复管理 运动功能训练、吞咽功能训练、心肺管理、物理因子治疗、营养管理等。

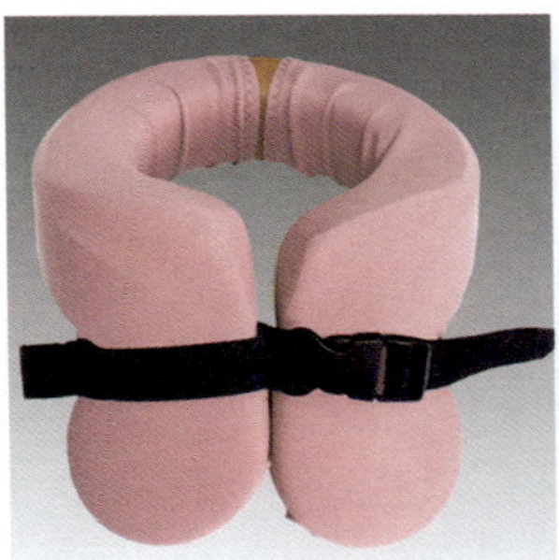

图 4-18
颈托

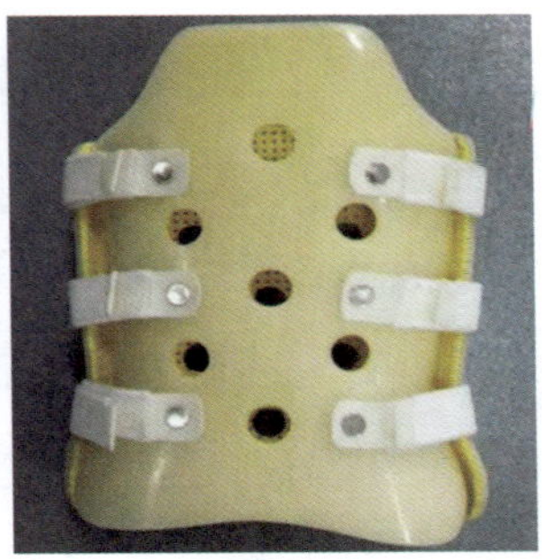

图 4-19
胸腰骶矫形器

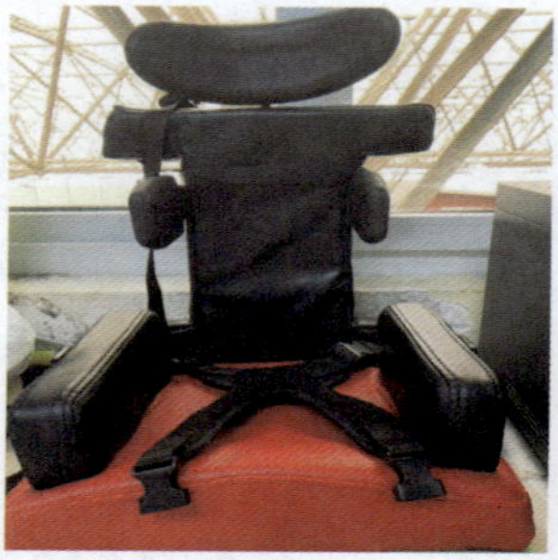

图 4-20
矫形座椅

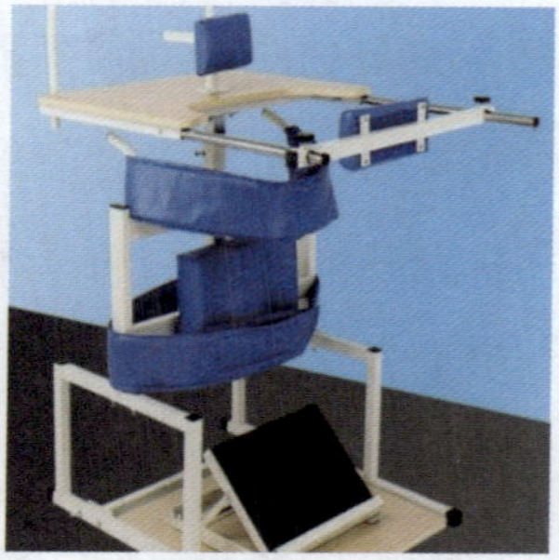

图 4-21
站立架

（七）小结

该患病儿童，女，10 岁 1 个月，自 6 个月左右出现运动倒退，既往曾达到最高的运动功能为可抬头，出生至今不能独坐、独走，伴随吞咽困难、脊柱侧弯、关节挛缩、营养不良等问题，根据其起病年龄和最高运动功能情况，考虑其为 1 型脊髓性肌萎缩症。该儿童的临床表现重、伴随多系统的功能障碍，因此需要进行多学科临床管理。

该儿童因四肢肌力弱、主动活动能力及体位转换能力差，在仰卧位、俯卧位时需要依靠软枕、毛巾卷等工具避免出现压力性损伤。因其无法自主改换体位，因此卧位时家人需要至少 2 小时辅助其变换一次体位，避免压疮的发生。因存在头部控制能力差、腰控能力差、脊柱侧弯和关节挛缩，根据其身材特征定制了颈托、肘腕手矫形器、膝踝足矫形器、胸腰骶矫形器和矫形座椅，以达到固定其头部、腰部的目的，帮助维持良好的坐姿，同时还可治疗肘关节、膝关节的关节挛缩。

（韩明珊、戴苗、郑韵、郭培坚、王超、黄丽、练振坚）

第五章 功能突破：运动功能居家康复与实践

一、脊髓性肌萎缩症儿童的运动发育特征

运动发育迟滞是脊髓性肌萎缩症的核心表现，患病儿童获得头部控制能力、独坐、独站的年龄，与同龄正常儿童相比有不同程度的延迟，甚至部分儿童可能无法实现所有运动里程碑，其中1～3型患病儿童在粗大运动和精细运动发育方面表现出显著差异。而疾病修正治疗后，其运动功能也随之发生了一系列变化，甚至突破预期限制。

1. 1型脊髓性肌萎缩症儿童的运动功能发育特征 在6月龄以内发病，表现为严重的全身无力和肌张力降低，头部、躯干、四肢的抗重力运动极差，无法独坐或翻身，运动功能发育停滞。常伴有呼吸和喂养困难，可能需要依赖呼吸机进行生命支持，大多存在反复的肺部感染，多数儿童在2岁前因呼吸系统并发症夭折。这类儿童的精细运动功能同样严重受损，上肢抗重力上举能力差、抓握能力差、手指自主活动能力受限，无法自主完成抓握活动。

在疾病修正治疗后，这类儿童全身无力和肌张力低的症状显著

改善，头部控制能力增强，肢体自主活动和抗重力活动显著增加，挛缩和畸形的发展可能减缓甚至逆转；部分患者能独坐、翻身，小部分甚至能够独走。但随着运动里程碑的达成，其脊柱侧弯的发生率会有所增加，坐姿管理及坐位时间的控制尤为重要。除大运动外，精细功能同样能得到改善，表现为抓握能力、手指灵巧度和手部协调能力显著提高，上肢和手部肌力显著增加，握力和捏力增强；上肢和手部活动范围显著增加，甚至可抗重力上举。

2. 2型脊髓性肌萎缩症儿童的运动功能发育特征 多在6～18月龄发病，能够独坐但无法独走，通常需要辅助器具或轮椅来帮助移动；近端肌肉（髋部、肩部）无力显著，大多出现脊柱侧弯和关节挛缩。部分儿童的运动功能在约5岁时达到运动高峰，后发育逐渐停止或倒退，可能在青少年期丧失独坐能力。精细运动功能发育迟滞，上肢近端无力，自主伸手取物受限；手部力量弱，可完成简单抓握，抓握能力在晚期可能严重受损，使用餐具或写字存在困难。

在疾病修正治疗后，这类儿童近端肌力和耐力显著提高，头部、躯干的控制和姿势显著改善，独坐能力稳定或有改善，部分儿童能够独走。获得独走能力的儿童，常伴有步态异常，左右对称性差。抓握能力、手指灵巧度和手部协调能力显著提高，上肢和手部活动范围显著增加。

3. 3型脊髓性肌萎缩症儿童的运动功能发育特征 发病年龄

一般大于 18 月龄，早期能够独立行走，但随着疾病进展，逐渐出现步态异常、易跌倒，较高级的运动技能（如跑跳、上下台阶、单腿站立等）受限，部分在成年早期丧失行走能力。精细运动功能随着疾病进展而下降，复杂精细运动如扣纽扣、系鞋带等有不同程度的受限；手部功能相对较好，可完成写字、使用轻便工具等动作，但手指快速运动受限。

在疾病修正治疗后，这类儿童运动功能稳定或有改善，近端肌力和耐力显著提高，步行稳定性和灵活性增加，跌倒减少。但青春期生长发育的快速期，可能身高体重增长较快而导致部分运动功能的短暂下降，如蹲起和上下楼梯等。上肢和手部包括手指肌力显著增加，握力和捏力增强，抓握能力、手指灵巧度和手部协调能力显著提高。

二、运动功能居家康复的注意事项

居家康复是脊髓性肌萎缩症治疗和护理的一个重要组成部分。居家康复前，需要在专业的医疗机构面诊，经过具有相关资质和临床经验的医疗工作者充分、全面的评估，了解儿童所在的家庭环境和需求、儿童的兴趣、运动功能受限的特点和程度后才能给出个性化的方案，并进行针对性的康复训练。

由于本病儿童的力量较弱，在训练时难以避免会出现不同程度的代偿运动，因此家长要注意控制肢体或躯干运动的方向，尽量避免或减少代偿运动，以便能更充分地训练目标肢体或躯干。家长在训练时应根据儿童当前功能来进行循序渐进的训练，动作由简单到困难、训练时所抵抗的阻力应由小到大，切忌为追求快速“见效”而使用粗暴、强度大的方法，以避免造成儿童的继发性损伤。

居家康复训练应在安全的环境下进行，避免在不平整的、湿滑的地面上进行训练，避免在训练过程中使用或在训练场地周围放置尖锐物品。必要时可考虑使用适当的防护设备，如防跌倒软垫、防护支具等。训练时需要特别关注儿童的安全性，任何执行后导致儿童疼痛或明显畏惧的动作或方案都应暂停，并及时与医生或康复师沟通，评估当前治疗方案的合理性或及时调整方案。在运动训练时，要合理安排休息与训练的时长和间隔，随时评估儿童疲劳度，根据其耐受程度制订和调整治疗方案和运动量，避免出现过度疲劳。

运动时提供积极的反馈是帮助孩子学习新任务或掌握技能的重要环节。反馈可以是鼓励性语言，如“加油”“太棒了”“马上就要成功了”“比上一次又进步了一点”；也可以设置奖励措施以提高儿童训练的积极性。家长正面的反馈鼓励会大大增加儿童运动的信心，提升其参与的积极性。训练过程应是愉快、有动力、具有挑战性的活动，家长亦可将目标活动融入家庭的日常生活中，以帮助儿童将训练所得的功能运用到实际的生活环境中。

康复训练需要持之以恒，不能“三天打鱼两天晒网”。在进行了一段时间的居家康复后，家长一定要随诊，以定期评估儿童的康复情况和病情变化，并根据儿童当前的状况灵活调整康复方案。

三、不同阶段的功能训练

针对不同功能和疾病阶段的脊髓性肌萎缩症儿童，其训练重点和方式也不尽相同。为避免儿童在训练过程中出现损伤，建议在居家训练前先到专业的医疗机构进行咨询和评估，以选择合适的干预方式和强度；在训练时家长可营造轻松愉快的氛围，以增加儿童对训练的配合性，令训练效果最大化。训练时、训练后应留意儿童的表现，若训练时出现过度哭闹，则应马上停止并仔细观察儿童的肢体活动情况，确认是否有受伤；或训练后疲劳持续不能缓解，则应及时调整训练量。

1. 头部控制能力训练 头部控制是儿童发育过程中的第一个具有里程碑意义的粗大运动，在完成各种姿势时都是以头部控制为先行的，因此，头部控制对于儿童的整体运动发育及日常生活活动的发展有着相当重要的作用。头与颈的中立位控制的实现，为翻身运动的完成及躯干控制打下良好基础。

（1）俯卧位抬头、转头：儿童取俯卧位，家长位于儿童身后，将儿童摆至双肘支撑位，固定其上肢；用一玩具吸引儿童抬头、尽量与肩平齐，鼓励其维持 1～30 秒，必要时家长可给予帮助；抬头能力较好者，可用玩具引导其向左、向右转头。家长可根据儿童头部控制能力的强弱，通过在其胸下垫毛巾或小枕头、楔形垫辅助支撑（图 5-1）或在巴氏球上训练（图 5-2）等方式，逐渐增加训练难度；对于呼吸功能较差的儿童慎用俯卧位训练，防止憋气。

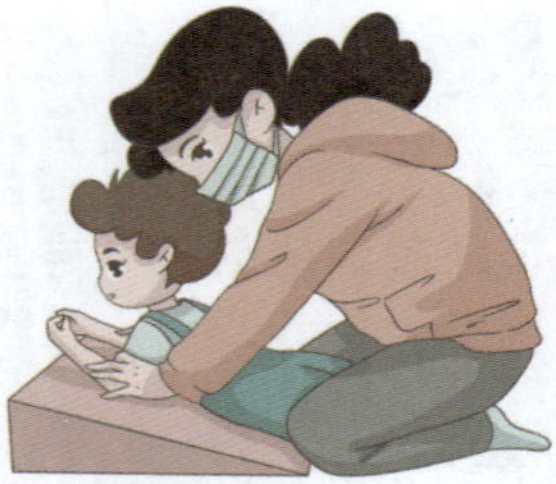

图 5-1
楔形垫上肘支撑抬头

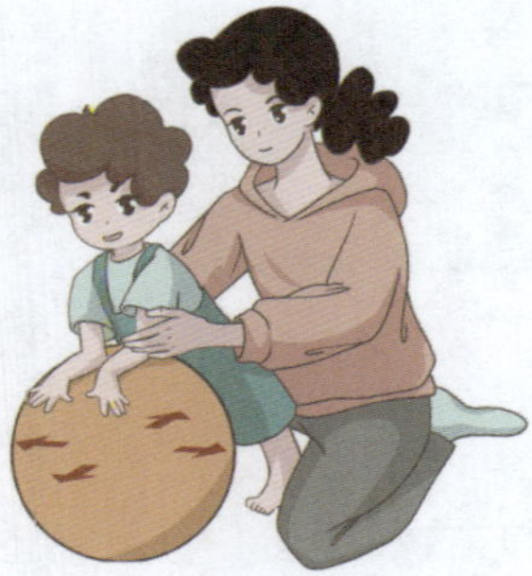

图 5-2
巴氏球上肘支撑抬头

（2）仰卧位拉起抬头：儿童半卧位或仰卧位，家长坐于儿童对面并固定下肢，辅助其肩部诱导头前屈并保持，可用玩具诱导主动抬头（图 5-3），对于头部控制能力较弱者可加以扶持其颈部和头部；对于能较强的儿童，握住儿童双手或腕部，诱导其主动抬头，同时以肘关节屈曲带动身体拉起（图 5-4）。可根据儿童运动能力选择半卧位的角度，竖直角度越大越容易完成该动作，反之越困难。训练过程中为防止儿童头部突然后仰，头后应有保护。

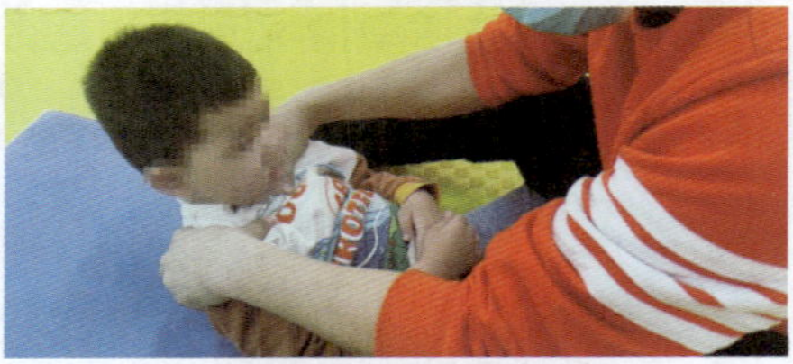

图 5-3
仰卧位扶肩拉起抬头

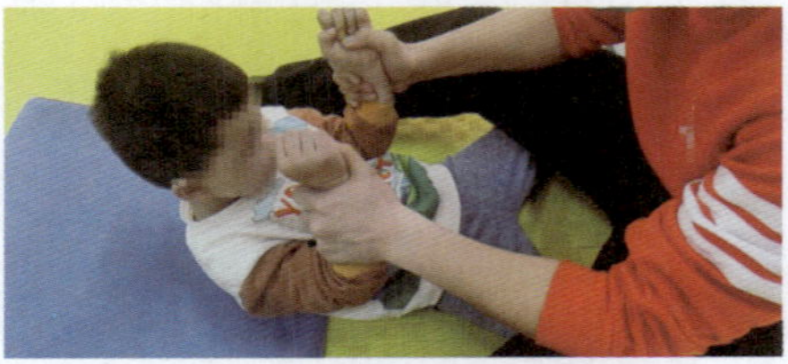

图 5-4
仰卧位扶手拉起抬头

（3）竖直位头部控制训练。较弱脊髓性肌萎缩症儿童的头部控制训练往往需要先从辅助直立位开始进行。儿童取竖抱位或辅助下的坐位，家长扶持儿童的肩部，从其竖直位头部控制能力最佳的位置开始，令儿童颈部做向左、向右的旋转、前屈后伸、侧屈颈部动作（视频 5-1）；年龄较小的儿童采用抱坐下的训练方式，可以通过玩具追视的方法（视频 5-2）；家长平举或上举其双上肢，使上肢充分伸直，轻轻上下摆动上肢使头向一侧倾斜，诱发儿童自行调整头部位置并稳定坐位（图 5-5）。对于竖头不稳的儿童，家长的手应轻轻辅助在儿童下颌或颈部处给予一定支撑，避免出现头部突然跌落损伤颈椎。家长应给予儿童躯干足够的支撑，仅让儿童控制头部，动作一定要缓慢轻柔，防止头部的突然跌落。

视频 5-1
竖直位头部控制能力训练

视频 5-2
抱坐下的头部控制能力训练

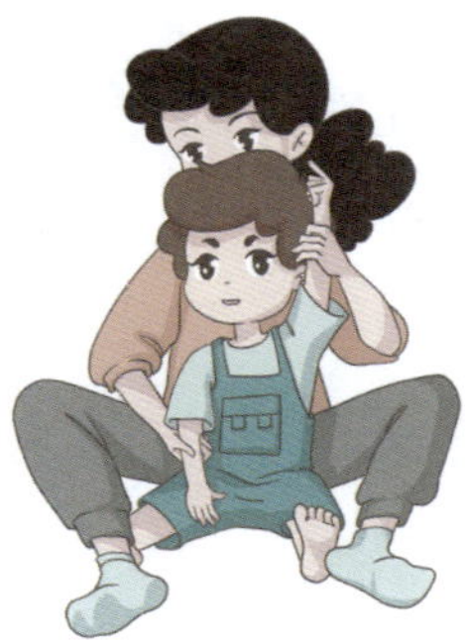

图 5-5
辅助下的竖直位头部控制训练

2. 翻身运动 翻身是从身体正中位起始的一种抗重力运动，它是发展移动能力不可缺少的功能。翻身具有促进抬头能力、促进头部和躯干抗重力、诱导上肢和下肢与躯干的运动、促进体轴回旋等的功能；是在获得姿势对称性、抗重力姿势、头部和躯干伸展等功能后开始向更高水平发育的基础。

（1）床单诱导翻身：儿童仰卧于床单内，两位家长固定床单的两端；家长缓慢提起床单的一侧使儿童向另一侧滚动，辅助儿童完成在床单内的翻身动作（图 5-6）。动作一定要缓慢，若实行过程中儿童害怕则立即停止。

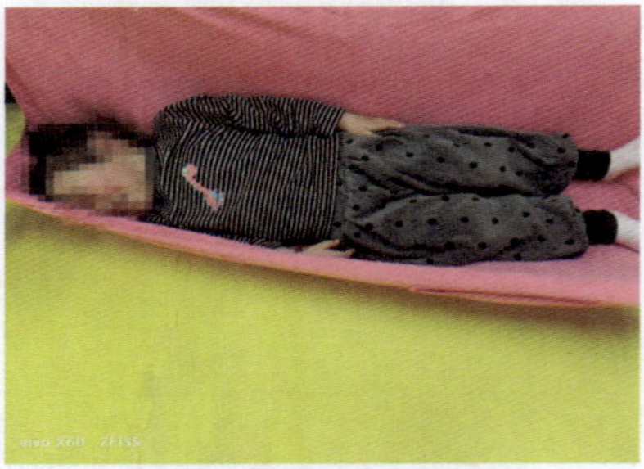

图 5-6
床单诱导翻身

（2）诱导头部和躯干回旋：儿童取仰卧位，在家长辅助下双下肢屈曲，大腿贴近腹部；家长将儿童双手固定在膝关节位置，缓慢向一侧转动，诱导儿童头部和躯干向一侧回旋，两侧交替进行（图 5-7）。训练时注意回旋的幅度，避免头过度后仰。

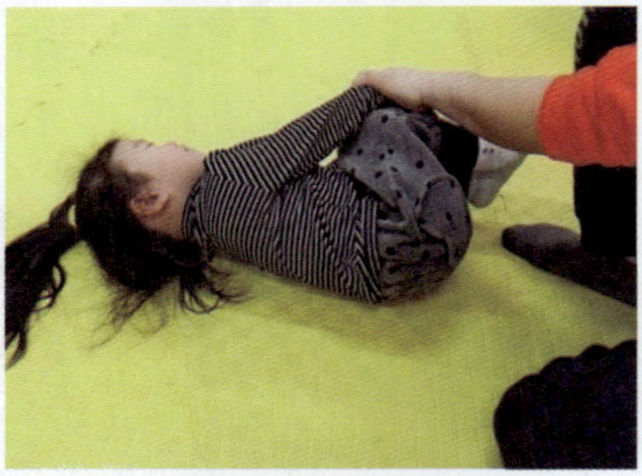

图 5-7
诱导头部和躯干回旋

（3）诱导自主翻身。以向左侧翻身为例：儿童仰卧位，左侧上肢外展，家长握住其右侧小腿并屈曲髋、膝关节带动骨盆向左侧回旋为侧卧位，同时向下拉屈曲的右侧下肢使身体回旋至俯卧位（视频5-3）；功能较弱者可考虑扶持其髋部辅助翻身。俯卧位翻身至仰卧位时，家长一手握住其大腿近端，另一手握住其左侧小腿并屈曲髋、膝关节带动骨盆向右侧回旋，同时向上提左侧上肢带动身体回旋至仰卧位（视频5-4）；功能较弱者可考虑扶持其髋部辅助翻身。

视频 5-3
仰卧位向俯卧位翻身

视频 5-4
俯卧位向仰卧位翻身

3. 肘支撑－手支撑－四点支撑　头部控制能力的发育成熟是躯干控制和肩胛带稳定的基础，而肩胛带的稳定又是精细运动的基础，相互间存在着相辅相成的关系。在发育过程中，儿童身体重心逐渐抬高，基底支撑面积逐渐缩小。为此，制订训练计划应由易向难，循序渐进。

（1）肘支撑：儿童取俯卧位，将儿童双肘置于楔形垫上，肘在肩下方或略向前伸，家长在其身后辅助维持肘支撑姿势，儿童头部竖立，完成肘部静态支撑；肘支撑往往与俯卧位头部控制能力训练一同进行，若无法抬头时，可在其骶骨处施些许压力或将双手放于儿童肩部，辅助抬头、维持肩关节稳定。能力稍强可在平地上进行肘支撑训练，要求同前。对于能力较强者，可使用巴氏球，先完成双侧肘支撑，随后将巴氏球左右和前后缓慢地移动，以诱发儿童双肘交替负重。对于功能较弱的儿童，要注意保护肩关节，同时防止头部突然跌落。若儿童不耐受，则应立即终止。

（2）上肢支撑：儿童俯卧位放置于楔形垫上，将胸部与楔形垫较高的一侧边缘平齐，儿童双上肢伸展放于楔形垫前方地面上，家长位于儿童身后；家长双手分别握住儿童两侧肘关节，通过减少负重方式完成手支撑（图 5-8），楔形垫高度太高时可手部下方垫瑜伽砖或书（图 5-9）；能力强的儿童可直接在平地上进行双上肢支撑训练，家长双手握住儿童的肘关节使其伸直、以双手触地支撑身体后，家长逐渐撤走辅助，使其独立完成上肢支撑训练。

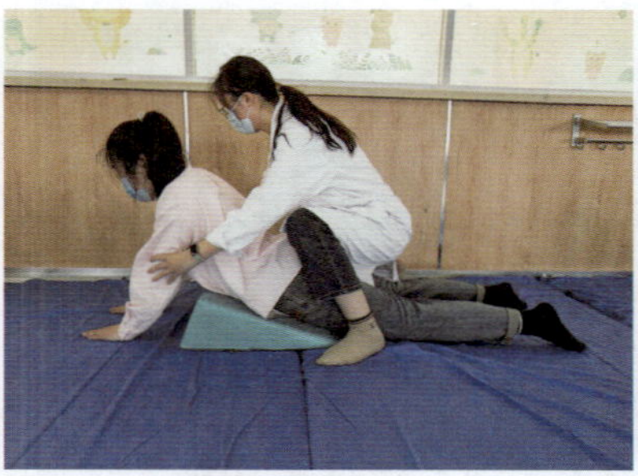

图 5-8
楔形垫辅助上肢支撑

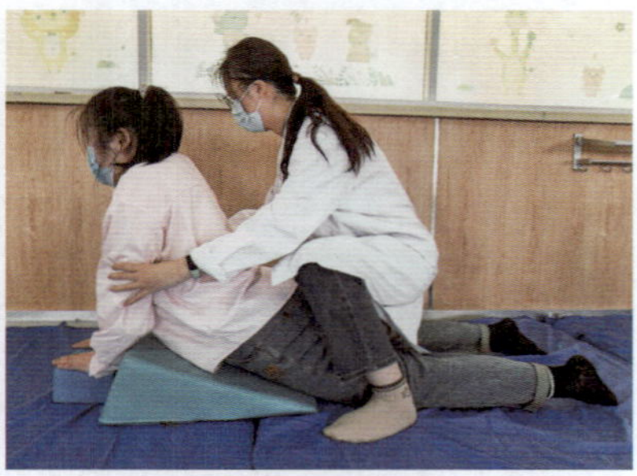

图 5-9
楔形垫、瑜伽砖辅助上肢支撑

（3）辅助下四点支撑：将滚筒置于儿童胸腹部下面或额头位置，家长位于儿童身体后方；双手分别置于儿童一侧肩以及另一侧骨盆位置，辅助完成四点支撑（图 5-10）；当儿童可利用滚筒完成四点支撑后，可轻微前后滚动滚筒或诱导儿童独自前后滚动滚筒时维持四点支撑（图 5-11）。逐渐过渡至完全四点支撑。功能较弱的儿童进行此训练时，建议两位家长合作，一位负责辅助和保护头和上肢，一位负责辅助和保护骨盆和下肢。

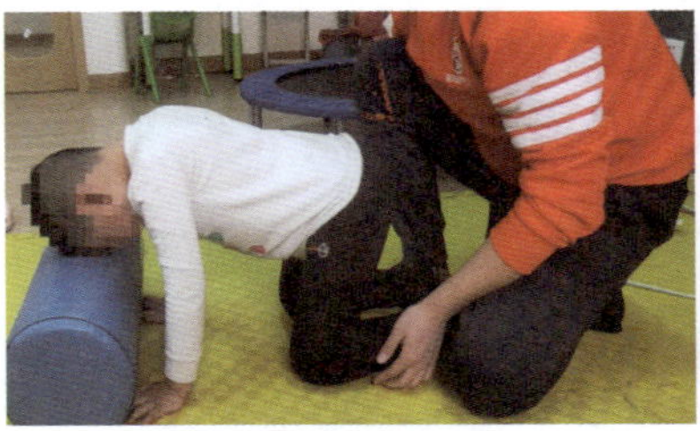

图 5-10
滚筒辅助四点支撑

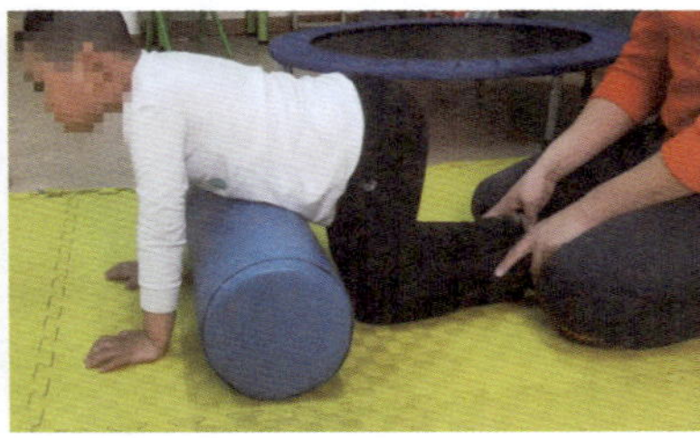

图 5-11
诱导独立四点支撑

（4）单侧支撑 - 重心转移：在完成上述各种支撑训练的基础上，在儿童的前方放置玩具，诱导其将一只手向前取物，家长在儿童后方或旁边辅助儿童支撑侧的上肢维持当前姿势，两侧上肢可交替训练。可先在家长辅助下完成重心转移，要给支撑侧上肢足够的辅助。

4. 坐位训练　在儿童生长发育过程中，坐位能力至关重要。稳定的坐位不仅有助于发展姿势转换能力，更能为后续爬行、步行等独立移动能力的发展奠定基础。而坐位不仅是大运动发育过程中一个重要功能，同时也是促进儿童认知、社交、知觉和语言领域发展的基础。在独坐姿势下能解放上肢，上肢可自由用于功能性任务，如伸手拿取物体；坐位能为儿童提供更广阔的视野，提高处理感知信息的能力；在坐位姿势下活动可提高对事物和环境的理解，进而提高认知能力和社交技能；坐位下的与人互动，为促进语言发展提供了机会。因此，独坐是儿童早期发展的重要里程碑。

（1）长坐位静态维持训练：此动作适用于坐位平衡稳定性稍差的儿童。儿童坐于床面上，双腿伸直，左右两侧对称，双膝关节朝上。初始阶段家长可以适当扶持儿童躯干，逐渐减少辅助量直至独立维持长坐位。对于坐位能力较差的儿童，可在其身体前放置高度合适的小桌子，帮助儿童双上肢放置在小桌子上来辅助维持坐位，后逐渐降低桌子高度以减少支撑度直至儿童能独立完成长坐位（视频 5-5）。注意训练时保持躯干伸展，骨盆左右侧对称；家长在此过程中需要保护儿童，避免孩子失去平衡、突然跌倒。

视频 5-5
长坐位静态维持训练

（2）端坐位静态维持训练：儿童端坐位于凳子上，凳子高度最好与小腿平齐，或可在儿童脚下放置高度合适的硬质物体，令儿童的大腿与地面平行，小腿与地面垂直，躯干伸展，骨盆中立位。初始阶段家长可以适当扶持儿童躯干，随着坐位平衡能力的完善，可逐渐减少辅助量，直至儿童能独立维持端坐位；对于坐位能力较差的儿童，可在其身体前放置高度合适的小桌子，帮助儿童双上肢放置在小桌子上来辅助维持坐位，后期可逐渐降低桌子高度减少支撑度直至独立完成端坐位（视频 5-6）。训练时注意保持躯干伸展，骨盆左右侧对称，双脚自然踩于地面，全脚掌着地；家长需要在旁保护儿童，避免因失去平衡导致的突然跌倒。

视频 5-6
端坐位静态维持训练

（3）坐位稳定性训练：当儿童有了一定维持静态坐位的能力后，可以进一步进行坐位平衡训练，以提高坐位稳定性。例如，儿童取端坐位或长坐位，保持躯干伸展，家长嘱儿童坐稳维持身体平衡后，从前、后、左、右不同方向轻推儿童，令儿童继续维持平衡不跌倒（视频 5-7）；在日常生活中，家长给儿童穿脱衣服的时候可以告诉儿童尽量坐稳，也可以达到训练的目的。训练时家长注意保护儿童，避免因失去平衡导致突然跌倒。

视频 5-7
坐位稳定性训练

（4）端坐位上肢活动：儿童端坐于高度合适的椅子上，身前放置一高度合适的桌子；双手放于桌上，桌上的不同位置放置玩具，嘱儿童用单或双手去够取玩具（视频 5-8）。让儿童双手相握并触碰自己的嘴巴、鼻子、眼睛，直至完全举起上肢（视频 5-9）。过程中头部保持竖直，避免使用躯干屈曲和低头的代偿姿势。训练时可结合坐位平衡和上肢够物训练，注意诱导玩具的位置和动作的目标要在儿童可触及范围的极限。

视频 5-8
坐位够玩具

视频 5-9
坐位上举上肢

（5）坐位下的躯干各个方向活动：儿童取端坐位或长坐位，家长用玩具引导儿童身体向四周移动，伸手去抓玩具。随着儿童的能力逐渐增加，够取玩具的距离和高度逐渐变大（视频 5-10）。够物时保持躯干直立，家长在旁保护儿童，避免其跌倒受伤。

视频 5-10
坐位下躯干各个方向的活动

（6）坐位下的躯干旋转：儿童取端坐位或长坐位，保持其躯干直立。家长使用玩具引导儿童躯干向左、右两侧旋转，伸手够取玩具；儿童用双手从身体的一侧够取玩具，然后放置于身体另一侧（视频

5-11）。训练时注意，够取玩具过程中时尽量保持躯干直立、上肢伸展，家长需要在旁保护儿童，避免出现突然跌倒。

（7）坐于不稳定面上的平衡训练：儿童双腿分开跨坐于花生球上，躯干直立，双腿自然放松。家长双手辅助儿童躯干，慢慢向左右移动花生球，以训练儿童维持坐位以及躯干稳定的能力（视频 5-12）；家长亦可双手辅助双上肢，儿童双脚平踩于地面或踏脚板上，慢慢向左或向右移动身体重心并维持身体平衡，其间避免足尖踩于地面（视频 5-13）。儿童也可端坐于巴氏球上，家长位于儿童后方，双手固定儿童躯干，让球缓慢地前后或左右滚动，同时鼓励并辅助儿童保持坐位稳定。训练时球移动的速度要慢，移动的幅度要根据儿童的能力从小变大，此过程中家长要留意儿童头和躯干的调整情况；随着儿童坐位平衡能力的提高，家长扶持的位置可由儿童的腋下逐渐向骨盆移动。

（8）坐位下移动（臀移）：儿童坐于较硬的床或地垫上，家长适当辅助使其骨盆稳定，引导其一侧骨盆向上、向前移

视频5-11

视频 5-11
坐位下躯干旋转

视频5-12

视频 5-12
花生球上的他动坐位平衡训练

视频5-13

视频 5-13
花生球上的自动坐位平衡训练

动，然后重复另一侧，如此反复交替向前移动，最终够到玩具（视频 5-14）。家长需要在旁保护儿童，避免出现突然跌倒。

视频5-14

视频 5-14
坐位下移动

（9）坐位推椅子：儿童端坐于椅子上，躯干伸直，身前放一把椅背高度与儿童胸腹部平齐的椅子。儿童双手放在椅背上，肘关节伸展，身体慢慢向前移至椅背，肘关节由伸展慢慢变至弯曲，再慢慢推椅背回至原位（视频 5-15）。训练时躯干保持直立，避免腰椎前凸或后凸，头部竖直，避免前屈或后伸，身体两侧保持对称。家长可根据儿童能力给予适当辅助，后期可逐渐降低辅助量直到儿童独自完成。

视频5-15

视频 5-15
坐位推椅子

（10）坐位抛接球：儿童取端坐位或长坐位，躯干伸直，双手抱一皮球，家长面对儿童，儿童用力向上将球抛给家长，家长再把球抛给儿童，轮流进行，根据能力适当调整抛球距离和方向，以及球的大小和重量（视频 5-16）。家长需要在旁保护儿童，避免儿童跌倒受伤。

视频5-16

视频 5-16
坐位接抛球

5. 坐位与卧位的转换训练　姿势并非孤立存在的，当获取相对稳定坐位时，能独立完成坐卧的互相转换就变得十分重要了。

（1）半卧位拉坐起：儿童半卧于楔形垫上，家长面对儿童，一手牵拉儿童上肢，另一侧手引导儿童支撑床面慢慢坐起（视频 5-17）。训练时可根据儿童能力调整楔形垫的角度，角度越大，动作越容易；拉起时，家长避免过度牵拉儿童上肢造成损伤；头部控制能力较差者，家长可辅助儿童头部抬起。

视频 5-17
半卧位拉坐起

（2）俯卧位坐起：儿童俯卧于床面，先以双上肢支撑并抬头，再腹部收紧，臀部抬离床面，肘关节慢慢向后移动，臀部也慢慢向后移动，逐渐坐于小腿上，肘关节伸展变为手支撑，臀部由小腿逐渐向一侧转动坐于床面上，后由横坐转为坐位（视频 5-18），家长在此过程中可予以辅助。

视频 5-18
俯卧位坐起训练

（3）仰卧位坐起：儿童取仰卧位，翻身呈侧卧位，双下肢自然伸展，头抬离床面，一侧肘支撑后逐渐过渡至手支撑慢慢坐起，对侧手可根据儿童的运动能力适当支撑或不支撑；左右侧方法相同（视频 5-19）。对于坐起功能较弱的儿童，可以半卧在楔形垫或巴氏球上进行侧向撑起。家

视频 5-19
仰卧位坐起训练

长可根据儿童的实际情况给予适当辅助；头部控制能力较差者，可适当辅助儿童头部抬起，以避免坐起过程中头部突然跌倒。

（4）坐位向卧位的转移：儿童取长坐位，躯干向一侧转动，双手支撑于床面，慢慢向前移动双手逐渐降低身体重心变为肘支撑，后慢慢躺下，左右两侧方法相同；或儿童取长坐位，双手支撑于身体后方，并慢慢向后移动降低身体重心，逐渐转变为肘支撑，后慢慢躺下（视频 5–20）。训练过程中家长需要在旁保护，避免儿童跌倒受伤。

视频 5–20
坐位向卧位的转移

6. 爬行 爬行是儿童首先获得的比较高效的移动方式，同时也可增强上肢支撑能力，腹部核心的稳定性、头部控制能力、增强近端关节的稳定性及平衡协调能力。

（1）腹爬：儿童取俯卧位，双肘支撑。家长抵住儿童一侧足部，助其向前蹬，同时对侧肘关节向前移动，同侧上肢支撑，双侧交替。能力增强后，家长在前方用玩具引导儿童向前爬、伸手去够取（视频 5–21）。需要注意的是，训练场地应宽敞、平坦，避免在质地较软的床垫上训练。

视频 5–21
腹爬

（2）四点爬行：儿童取俯卧位，以双上肢和双膝承重，交替往前爬；对于能力较差的儿童，家长可用一条毛巾托着儿童腹部，以减少肢体部分承重体重，助其四点爬（视频 5-22）；家长在前方用玩具诱导儿童头部抬起。随着能力的提高，家长可撤走辅助，让儿童独立四点爬行。训练过程中家长需要在旁保护，避免儿童耐力不足或因支撑能力欠佳跌倒。

视频 5-22
辅助四点爬行

7. 跪位训练 跪位是儿童逐渐直立将重心提高的过渡体位。相对于站立位的活动当中，跪位活动会给儿童带来更多的安全感，同时，跪位活动需要我们核心肌群力量及骨盆控制能力，可以为未来的立位活动打下一定的基础。

（1）扶物跪位训练：儿童取高跪位，保持躯干直立。可扶持高度合适（儿童乳头水平）的稳定扶持物，如沙发、凳子等物体以维持良好的跪位（视频 5-23）。对于功能较弱的儿童，家长在后方扶住儿童骨盆，维持稳定；能力较强者可使用玩具诱导至单手支撑，向各个方向够物（视频 5-24）。

视频 5-23
扶物跪位训练

视频 5-24
单手支撑下的跪位训练

视频 5-25
扶墙跪位训练

视频 5-26
扶墙跪位姿势调整

（2）扶墙跪位训练：儿童跪位，双肘伸直，手掌打开抵在墙上，躯干伸直；家长站在旁边用玩具等物品诱导儿童转头（视频 5-25）、一侧上肢伸展向不同方向够物（视频 5-26），其间保持儿童脊柱伸展，伸手距离和高度可逐渐增加。训练期间需要注意安全，以避免儿童跌倒受伤。直跪时儿童可能会出现挺胸、凸腹以及骨盆前倾的代偿姿势，此时家长应一只手抵住骶骨，另一只手在腹部施压，以便及时矫正代偿姿势。

（3）跪位平衡训练：儿童取跪位，躯干保持直立，对于功能较弱者，家长可在后方扶住儿童骨盆，维持跪位稳定。平衡能力较好时可让儿童摸自己的鼻子、耳朵、头发等，同时保持平衡。对于能力较强者，家长可轻推儿童向前或者任何一个方向，让儿童身体随着推力而移动并保持平衡；家长亦可在儿童保持稳定后返回原位。对于平衡能力较强者，也可在较为柔软的垫子上、可活动的平衡板等不稳定的平面上进行静态、动态跪位平衡训练。训练期间需要密切关注、保护儿童，避免摔倒；刚开始可选择空旷且有软垫覆盖的地面进行训练（视频 5-27）。

视频 5-27
跪位平衡训练

（4）跪位抛接球训练：儿童取高跪位，躯干直立，家长在后方扶住儿童骨盆，引导儿童进行双上肢向上、双手抛球与接球训练。训练时家长需要保证儿童安全，可选用气球、小皮球等较轻的工具，向不同方向进行抛接球训练（视频5-28）。

视频 5-28
跪位抛接球训练

（5）跪起训练：儿童取跪坐位，即臀部坐于双脚跟或小腿上，躯干直立。家长在儿童背后，在儿童前方放置一个梯背架或者其他与其胸口齐平的稳固物体；儿童两手抓握前方物品，拉起躯干向上到高跪位，然后返回原位；跪起能力较弱者可以在臀部与小腿之间放置毛巾卷或小枕头，以降低训练难度（视频5-29）。

视频 5-29
跪起训练

（6）单膝跪训练：儿童取跪位，躯干保持伸直，一手扶着或不扶凳子，家长用左侧大腿抵住儿童的左侧大腿，同时扶住其对侧骨盆；右腿抬起、左腿支撑，视儿童的具体情况保持3～30秒。重复另一侧，引导儿童交替单膝跪。训练时家长需要及时调整儿童姿势以保持良好跪位，并保护儿童，避免摔倒受伤（视频5-30）。

视频 5-30
单膝跪训练

（7）跪位侧行训练：儿童取高跪位，躯

干保持伸直，双膝与肩同宽；家长跪在儿童身后，使用双腿固定其双侧大腿外侧，双手固定骨盆两侧，引导儿童交替轻抬左侧下肢，缓慢向左侧移动，两侧均需要训练；跪行能力较差时，可双手扶沙发或其他物体上进行跪位侧走；能力较好，鼓励其独立进行。训练时，尽可能让儿童维持良好的姿势，身体尽可能直立，肩部和髋部同时；前方支撑物的高度与胸齐平、手肘支撑以辅助维持跪位（视频 5-31）。

视频 5-31
跪位侧行训练

8. 站立位训练 进行站立位训练前，应充分评估儿童下肢情况，确定髋、膝、踝在负重位下的立线，若有明显的姿势不良可配备合适的矫形支具。

（1）辅助站立训练：儿童取站立位，保持躯干伸直，其前方放一稳固的物品，家长坐在儿童侧方、用大腿固定儿童膝部、一手放在其下腹部、一手放在其后背部，使儿童的躯干和下肢保持良好的直立位。儿童可双手扶持于支持物上，训练期间家长需要保护儿童，避免其摔倒受伤（视频 5-32）。

视频 5-32
辅助站立训练

（2）扶墙站立训练：儿童面对墙站立，双脚打开与肩同宽，双上肢向前伸展与肩同高，双手抵墙，躯干保持伸直；必要时家长坐在儿童后方，双手扶住其骨盆以辅助其维持站立位（视频 5-33）。鼓励能力较强的儿童自己扶墙站，也可让儿童在原来的基础上双手用力推墙（视频 5-34）；训练期间家长注意矫正儿童的代偿姿势，并注意儿童的安全，避免其跌倒受伤。

视频 5-33
扶墙站立训练

视频 5-34
站立位推墙训练

（3）靠墙站立训练：儿童靠墙站立，躯干保持伸直，后背紧贴于墙面；家长在其前方，以便保护儿童以及帮助其维持良好姿势（即头保持在中立位，肩、髋、膝及踝保持在同一直线上）；如无法靠墙站，让儿童双脚向前挪，与墙面保持一定的距离；如出现膝屈曲，家长将双手扶在膝关节稍上方；如出现膝反张，可用毛巾卷垫在膝关节后方与墙面之间，或使用适当的下肢矫形支具（视频 5-35）。

视频 5-35
靠墙站立训练

（4）独站训练：儿童站在较硬的地板上，双下肢打开与肩同宽，家长双手固定其骨盆，以辅助儿童站立和身体保持直立；随着立位维持能力的增强，家长可逐渐放开双手，鼓励其独自站立；在地面独站稳定后，家长可让其尝试在软垫上站立、闭眼站或双脚并拢站，以提高独站训练的难度（视频 5-36）。随着独站功能的逐渐加强，家长可引导儿童站立时自主活动上肢，如进行双手抛接球训练（视频 5-37）。训练时注意保护儿童，避免其摔倒受伤，此外，尽可能让儿童在良好的姿势下进行独站训练，必要时可使用矫形支具。

视频 5-36
独站训练

视频 5-37
站立位抛接球训练

（5）立位重心转移训练：儿童取站立位，双下肢打开与肩同宽，躯干保持伸直，家长在儿童后方扶正其骨盆。家长引导儿童身体向前、向后、向左、向右移动、双脚保持不动，同时家长边说：“左脚撑”“右脚撑”“脚尖撑”“脚跟撑”；对于能力较强的儿童，家长可使用玩具等物品，引导其伸手够物，并维持站立平衡（视频 5-38）。亦可让儿童一脚前、一脚后站立，引导儿童向前、向后交替移动站立重心；也可使用玩具等物品引导其伸手够物，并维持立位平衡（视频 5-39）。训练时的移动幅度应由小变大；家长注意保护儿童，避免其摔倒受伤。

视频 5-38
立位重心转移训练

视频 5-39
立位前后重心转移训练

（6）单脚站立训练：儿童取站立位，开始时，儿童一脚踩在一个稳固的小踏板上，一脚踩在地面上，维持 10～15 秒，两侧下肢可交替进行训练，训练期间躯干保持直立、对称；随着能力的提高，可选择一些不稳定、与脚板接触面较小的物体，如滚筒、纸杯或者球等，让儿童的一脚踩在这些物品上，以进行单脚站立训练。站立时保持双侧髋部、肩部对称，避免出现骨盆倾斜及双肩不平；家长在旁保护儿童，以避免儿童摔倒（视频 5-40）。

视频 5-40
单脚站立训练

（7）立位踢球训练：儿童取站立位，双下肢打开与肩同宽，家长可在后方扶持其骨盆以辅助其维持站立位；训练开始时让儿童以一脚前、一脚后的姿势站立，然后用脚踢球（视频 5-41）。

视频 5-41
立位踢球训练

9. 站位与坐位的姿势转换　坐站的姿势转换是儿童日常生活中非常重要的转移能力。进行该项训练时，保证儿童的安全最为重要，尤其进行立位到坐下训练时。

（1）端坐位辅助站起训练：儿童端坐于床边或椅子上，双脚踩于地面。家长跪位面对儿童，用一侧肩膀抵住其两乳头连线的中点处，将儿童双臂搭在此侧肩膀上；家长一手置于儿童臀部，

视频 5-42
端坐位辅助站起训练

一手置于背部。引导儿童身体充分前倾，髋关节屈曲，儿童双下肢用力站起时辅助其抬臀，直至站起。注意站起过程中儿童双足避免移动，可根据儿童能力的强弱来调整起始端坐位的高度（视频 5-42）。

（2）端坐位扶桌站起训练：儿童端坐于床边或椅子上，双脚踩于地面，双手支撑在前方的桌子（或双杆、单杠、助行器等）上。家长引导其身体前倾，然后抬起臀部，髋、膝关节伸展站起（视频 5-43）。

视频 5-43
端坐位扶桌站起训练

（3）端坐位扶膝站起训练：儿童端坐于椅子或凳子上，双脚踩于地面，家长面对面坐于儿童前方。嘱儿童双手支撑于双膝上方，然后身体前倾，重心前移，至两膝在足尖前，抬离臀部后，双手从膝关节处交替向上移动，直至髋、膝关节伸直，最终站起。

需要注意的是，让儿童感受下肢发力，同时避免膝反张和髋、膝内收内旋等问题；尽量选择在坚固地面上训练；可根据儿童的能力调整坐位高度，一般坐位高度越高站立越简单，越低站起越难（视频 5-44）。

视频 5-44
端坐位扶膝站起训练

（4）立位到端坐位转换训练：儿童取站立位，双下肢打开与肩同宽，家长在其臀部的后下方放置一个稳固的凳子，嘱儿童慢慢坐下，并嘱咐“不要坐到我的手”，尽可能激发儿童控制坐下速度的欲望。对于部分对肌肉控制能力较差的儿童，家长可在旁辅助，同时保护儿童避免突然跌倒。可根据儿童的能力调整坐位的高度，一般坐位高度越高转换越简单，越低越难。

（5）长坐位与立位转换训练：在跌倒后重新获得站立位对脊髓性肌萎缩症儿童而言非常重要。将儿童置于沙发旁，鼓励其由坐位转换为扶跪位；上肢扶持支撑物，并令上半身趴在支撑物上，伸膝伸髋抬起臀部，双腿伸直；由肘支撑转换为手支撑，通过上肢支撑、腰部用力完成站立位。转换过程中可能需要使用双手辅助依次在小腿、膝部、大腿上交替攀爬来完成该动作。需要注意的是，训练过程中家长需要全程看护，在儿童无法完成时适当地给予辅助（视频 5-45）。

视频 5-45
长坐位与立位转换训练

10. 步行训练。

（1）扶物侧行训练：以向右侧行走为例，儿童站立位，在其右侧稍远距离处的茶几上放一个玩具，鼓励他去抓取玩具；家长可站在其后方，帮助儿童先将右腿向右侧迈出，在其侧移的过程

视频 5-46
扶物侧行训练

中辅助控制骨盆，使重心转移到右腿，再引导左腿主动跟随过来。通过此方法逐渐诱导独立完成扶物连续侧行。随着能力提高可以过渡至扶墙侧行（视频 5-46）。训练时，关注儿童重心位置，尽量令肩和骨盆一起移动；前方支撑物的高度与胸齐平，手支撑，身体尽可能直立。

（2）扶物前行：随着儿童对侧行能力的掌握、平衡控制能力更加稳定，就可以开始练习向前行走了。家长将高度合适、稳固的家具摆放成一条通道，在通道前方不远处用玩具吸引儿童，鼓励他扶着通道两边的家具前行，必要时家长给予辅助。随着能力的提高，儿童可以推小车或椅背前行，但要注意控制前行的速度，避免身体过度前倾。后逐渐过渡至家长保护下短距离独走几步，直至获得独走能力。

获得独走能力后，儿童可从平整路面上的步行训练，逐渐过渡到不平整路面上进行步行训练。家长也可根据儿童的能力，进一步训练其在斜坡、楼梯上步行。在训练过程中，家长务必保护儿童，以避免其摔倒受伤；必要时可使用踝足矫形器等矫形支具，以改善步行姿势，提高步行效率。

11. 平衡训练。

（1）坐位平衡训练。

1）坐位稳定练习（前后方）：儿童坐在小凳子上，双脚着地踩平，前方放置一把椅子后让儿童双手支撑在椅子上；家长可以轻轻抬高或倾斜小凳子，或可向各方向轻轻推动儿童身体，让儿童保持平衡和稳定（图 5-12）。训练时可根据儿童情况，在其双髋部给予其最小辅助或不辅助。

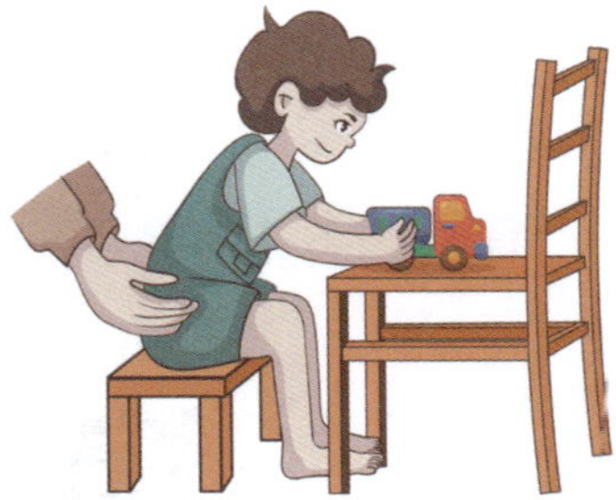

图 5-12
坐位稳定练习（前后方）

2）坐位稳定练习（侧方）：儿童坐在滚筒（图 5-13）或家长的腿上（家长取长坐位双腿并拢），用玩具在侧方引导儿童来够取。训练时根据儿童情况，放置玩具的位置可由近及远。

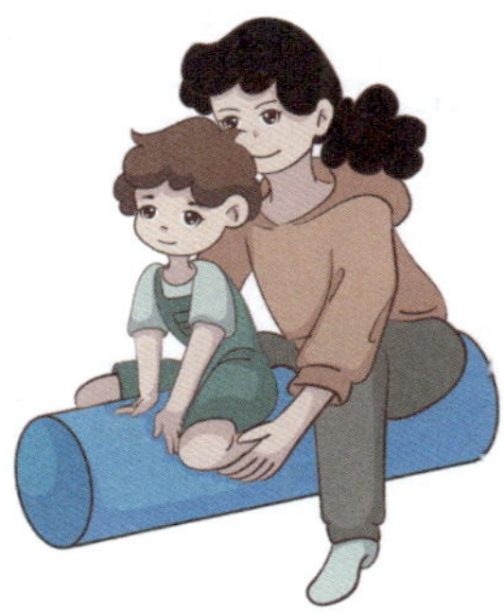

图 5-13
坐位稳定练习（侧方）

3）亲子坐位平衡训练：家长坐在垫子上，双腿屈曲，儿童坐在其大腿上与其面对面；家长握着儿童双手，轻轻地左右或前后晃动，带动儿童摇晃的同时让其保持平衡不摔倒；摇晃速度不宜过快，后期可逐渐过渡至放开儿童双手（图 5-14）。

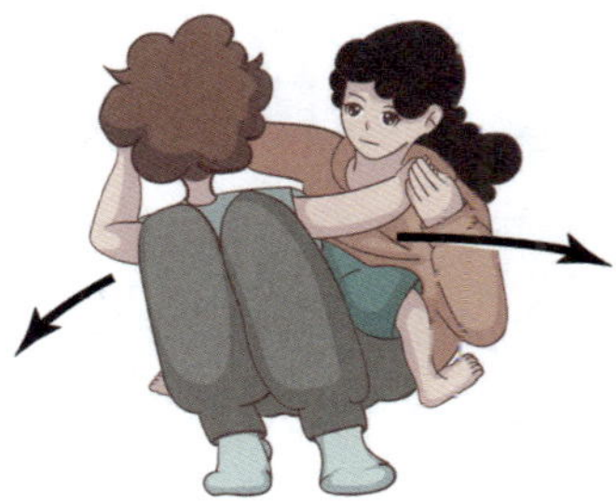

图 5-14
亲子坐位平衡训练

4）平面亲子推球/球上坐位平衡：儿童与家长面对面坐在地

上，向各个方向互相推球（图 5–15）。儿童坐在巴氏球上，家长在后方双手扶持其髋部，同时往前后、左右等不同方向缓慢滚球，使其保持坐位稳定（图 5–16）。注意推球力度由小到大。

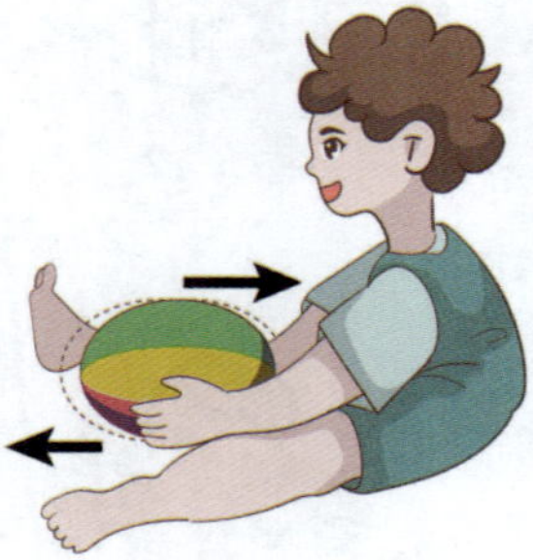

图 5–15
平面亲子推球

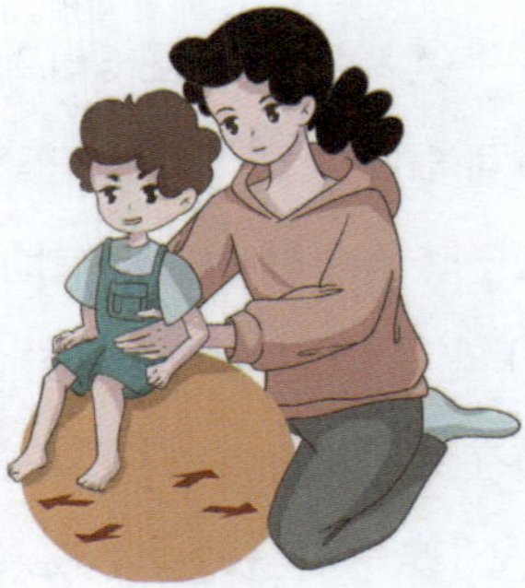

图 5–16
球上坐位平衡

（2）站立位平衡训练。

1）扶持不稳定支持面（体操棒）站立训练：儿童站于地板上，下肢打开与肩同宽，双手抓住两边的体操棒，家长双手扶持其髋部，给予最小的辅助后慢慢放开。随着儿童能力增强，家长可用单手扶持。能力较强者也可在站立时进行重心的左右和前后转移（图 5–17）。

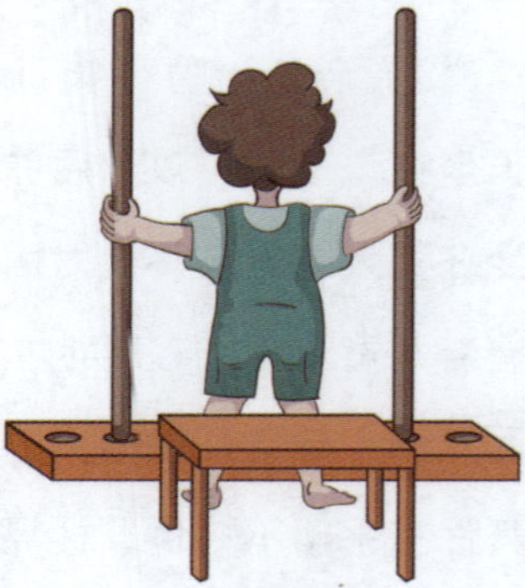

图 5–17
扶持不稳定支持面站立训练

2）站立下拾物训练：儿童站在黑板前，家长在其后方保护，让其主动捡起地面上的磁贴玩具后站起贴上背板（放入小筐内）。

根据儿童的能力选择合适高度和重量的磁贴玩具（图 5-18）。可通过将玩具放置在不同高度的平面处来控制该训练的难度，一般放在较高处较容易完成，反之则较难完成。

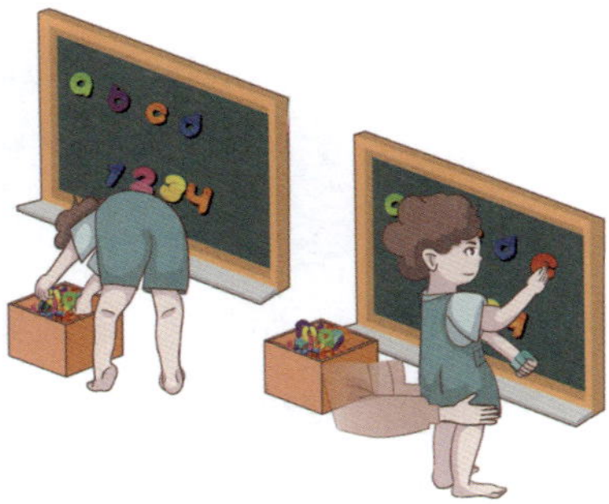

图 5-18
站立下拾物训练

12. 上下楼梯训练 在日常生活中，我们常常需要上下楼梯。因此，上下楼梯是非常重要的移动能力。脊髓性肌萎缩症儿童的上下楼梯训练需要建立在儿童能独立站稳且可以平地行走的基础上。

（1）立位稳定性和平衡训练：①儿童取单足站立位，另一侧下肢放置于木箱上并令髋膝踝应呈屈曲 90°；家长位于儿童后方，双手扶持儿童的髋部；可以为儿童准备一些喜欢的绘本故事或者玩具，以保证训练的配合程度，两侧需要交替训练。②儿童取站立位，家长位于儿童的后方，在儿童前方放置足球，家长双手扶住其髋部，辅助其重心移至一侧，同时鼓励对侧下肢踢球，两侧交替训练，以训练其单足支撑的能力。③可于地面放置不同高度和大小的物品，训练儿童跨越障碍物。

需要注意的是，在进行训练时，家长需要在旁保护儿童，以避免其跌倒受伤；需要根据儿童的实际功能设定难度适中的训练。同时注意身体的正确姿势，避免脊柱、肩部、骨盆的偏斜。

（2）上下踏板训练。

1）侧向踏板：以右足侧向踏板为例，儿童取站立位，家长位于其后方，双手固定其髋部；在儿童右下肢的侧面放置一张高度合适的踏板，先辅助其重心移至左侧，鼓励其右侧下肢向外侧跨上踏板，然后伸展右侧下肢并蹬上踏板；同时家长辅助其重心移至右侧下肢，使左侧下肢也踏上踏板。

2）向前上踏板：以右足先上踏板为例，儿童取站立位，家长位于儿童的后方，双手固定其髋部，在儿童前面放置一高度合适的踏板，辅助其重心移至左下肢，同时鼓励其右下肢向前跨上踏板，身体向前移动，使右膝关节超过右足尖后再向上蹬，最后将左下肢放至踏板上。

3）向前下踏板：脊髓性肌萎缩症儿童下踏板会较上踏板困难，初始训练时往往需要先训练侧身下板，待大腿前部肌肉的离心收缩功能完善后再训练向前下踏板。

（3）上下楼梯训练：刚开始进行训练时可使用双手扶栏杆，以从侧方上楼梯的方式进行训练。随着功能的完善，可转换训练方式，即儿童面向台阶站立，以双手或单手扶持栏杆，家长在其身后保护，鼓励其尽量以下肢发力完成训练，避免手部发力扶持栏杆的代偿运动。家长可在引导儿童将重心转移到一侧下肢，用对侧脚先踏上第一个台阶，随后另一下肢再踏上该台阶。必要时家长需要在儿童后方扶持其髋部，以保护或辅助儿童进行训练。下楼梯的训练可参照上楼梯的训练方式，即从双手扶持过渡到单手扶持、从侧方下楼梯转换为向前下楼梯。对于功能较强的儿童，当掌握了基础的上下楼梯训练的技能后，可在上下过程中加入无扶物、双足交替上下、转身、停止、加速、减速、跨越台阶等各种复杂的训练模式，在不同高度、不同各种材质的楼梯上行走，以增加上下楼梯技能的应用经验。

四、肢体肌力训练

以下动作建议 5～10 组 / 次，2～3 次 / 天，家长可视儿童的功能、运动模式、肌力水平、运动耐力等情况来选择训练方式和训练量，同时需要观察儿童训练后的表现，以避免过度疲劳。一般建议经专业的医疗机构或专业人员评估后再确定训练方式和训练强度。

1. 肩部 对于无法抗重力抬高手臂的儿童，训练时可取仰卧位，家长使用毛巾或悬吊系统，辅助其训练侧上肢轻微抬离床面以去除部分重量、保持肘部伸直，同时诱导其手臂由体侧伸向头部，然后回到起始位（图 5-19）。

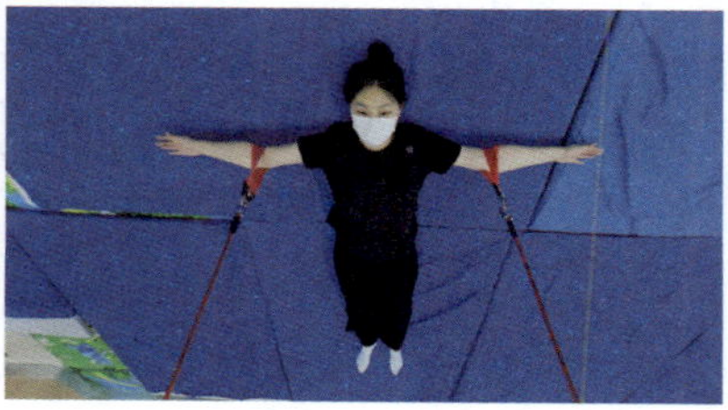

图 5-19
仰卧位肩部内收和外展训练

对于上肢有一定抗重力活动能力的儿童，可令其取侧卧位，上方上肢经身体前方举过头顶，再回到起始位置，以训练肩部的主动屈曲运动（图 5-20）。在仰卧位时，可令其上肢贴地板向外伸展至越过头顶，再回到起始位置（图 5-21）；能力较强者可取坐位，上肢向外伸展至越过头顶，再回到起始位置，以训练肩部的主动外展运动。若训练其肩部内、外旋主动运动，可令儿童取仰卧位，肩关节外展 90°，弯曲肘关节将手指向天花板，保持肘关节弯曲同时将手背移向地面为肩外旋（图 5-22），回到起始位置后再将手掌移向地面为肩内旋，能力较强者可取坐位进行训练。

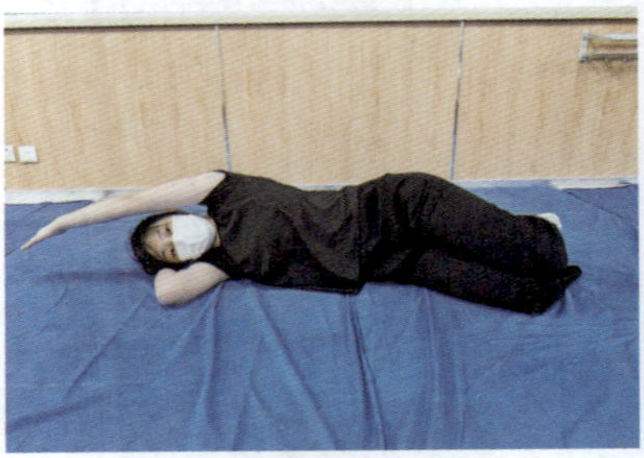

图 5-20
侧卧位肩屈曲

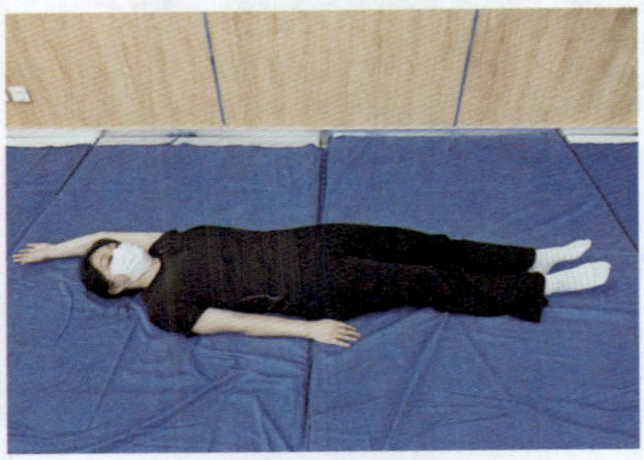

图 5-21
仰卧位肩外展

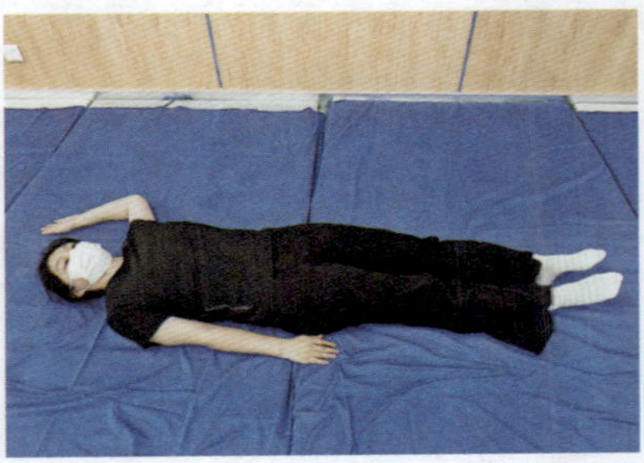

图 5-22
仰卧位肩外旋

针对能力较强者，可令其取站立位或坐位，躯干保持直立，双上肢自然下垂于体侧。家长让儿童握持部分或全部装水的矿泉水瓶，缓慢向前方或外侧方伸展手臂至头部旁，然后缓慢回到起始位，再向后方或内侧方抬高手臂；亦可让儿童握持矿泉水瓶向前方或外侧方“打气球”，以游戏的方式来强化肩屈曲或外展肌群力量。家长可在旁边辅助，尽量在训练过程中保持肘关节伸直，同时避免矿泉水瓶跌下伤及儿童。

2. 肘部 对于功能较弱的儿童，可将其置于侧卧位，双上肢自然伸展，上方肢体为待训练肢体；将被褥或毛巾卷或毯子放在儿童背后以维持躯干垂直于床面；家长使用毛巾或悬吊系统，辅助其训练侧上肢轻微抬离床面以去除部分重量，鼓励其将手伸向嘴巴，然后回到起始位，以训练肘部的主动屈曲和伸展运动（图 5-23）。

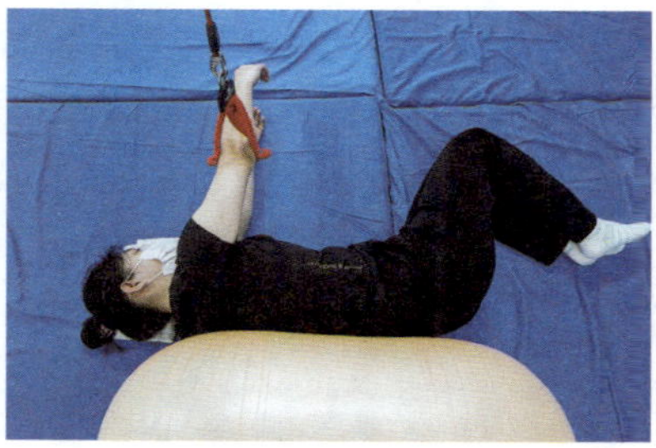

图 5-23
侧卧位肘部屈曲和伸展训练

对于有部分头部或腰部控制能力的儿童，可令其手臂放在与胸部齐平的平面上，以肘部伸直为起始位，手沿水平面向胸部滑动，然后弯曲肘部回到起始位，以训练肘部的去重力的主动屈由和伸展运动（图 5-24）。亦可在进餐时用儿童喜欢的食物，以诱导其抓取食物自行喂食的方式，来训练其肘部的抗重力的主动屈曲运动。

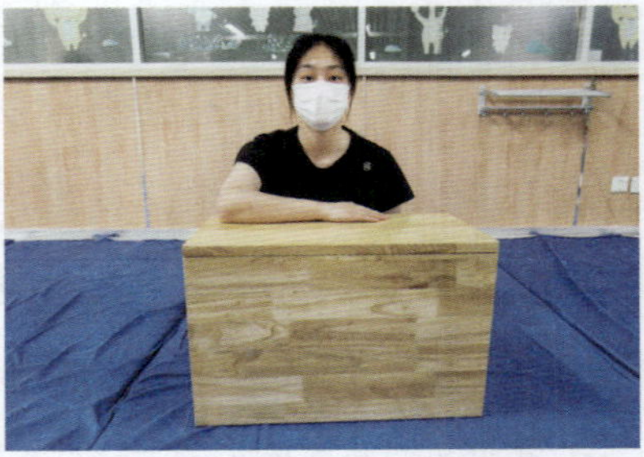

图 5-24
肘部屈曲和伸展

对于能力较强者，可令其取站立位或坐位，躯干保持直立；儿童握着弹力带的一端，另一端挂在高处；以肘关节屈曲为起始位，儿童握持弹力带并向下向后缓慢伸展手臂至体侧（图 5-25）；相同体位下，令儿童握着弹力带的一端，将另一端踩在脚下；缓慢屈曲肘关节，然后回到起始位（图 5-26）。

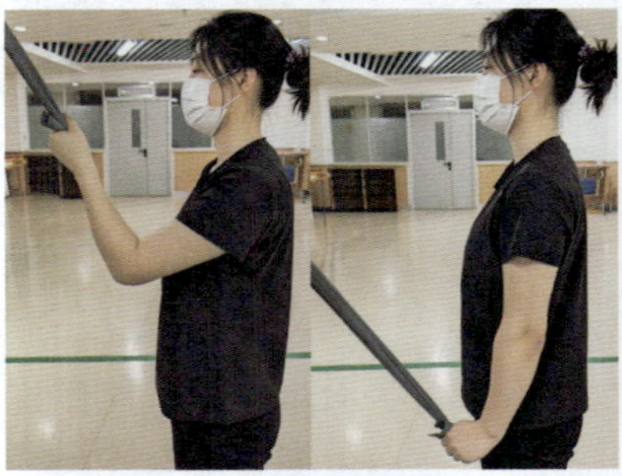

图 5-25
肘关节伸展训练

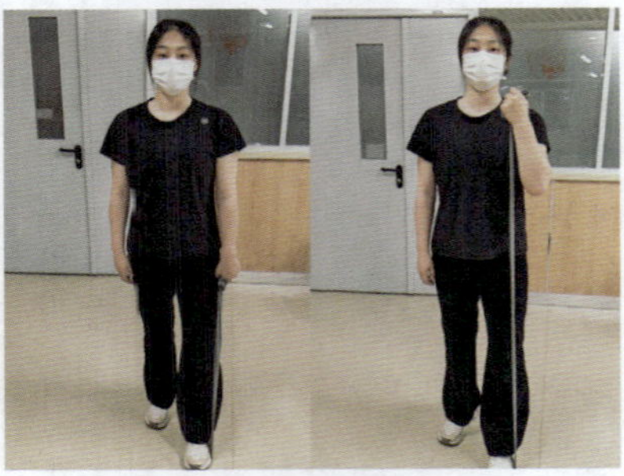

图 5-26
肘关节屈曲训练

儿童取站立位或坐位，双上臂自然放在身体两侧，肘部弯曲，手指伸展，以两手掌相对为起始位；家长诱导儿童旋转前臂，以手掌朝向天花板为前臂旋后，以手掌朝向地板为前臂旋前。对于有一定理解能力儿童，家长可与其进行“翻开扑克牌”的游戏，来训练其前臂旋前、旋后的主动控制性。

3. 腕部 腕部力量较弱的儿童可取仰卧位，双上肢自然伸展，掌心向身体，家长辅助、诱导其在平面上，进行主动全范围的腕关节屈曲和伸展。对于能力较强的儿童可取仰卧位或坐位，家长可使用毛巾垫于其腕部下方或悬吊系统，使其腕部稍离开支撑面（图 5-27），掌心向上或向下，家长诱导、辅助其主动的腕关节抗重力屈曲和伸展（图 5-28）。

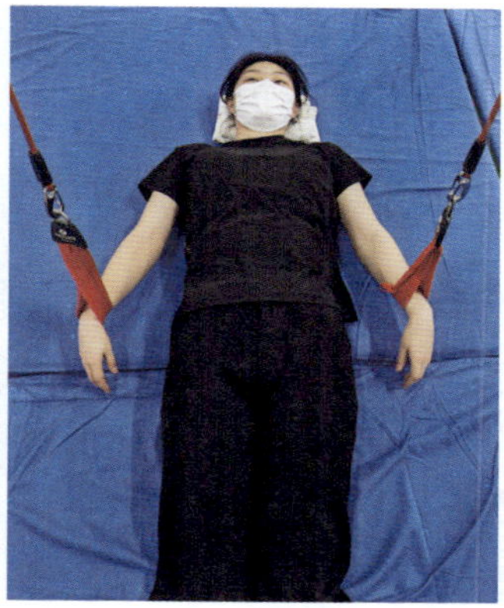

图 5-27
悬吊系统辅助腕部离开支撑面

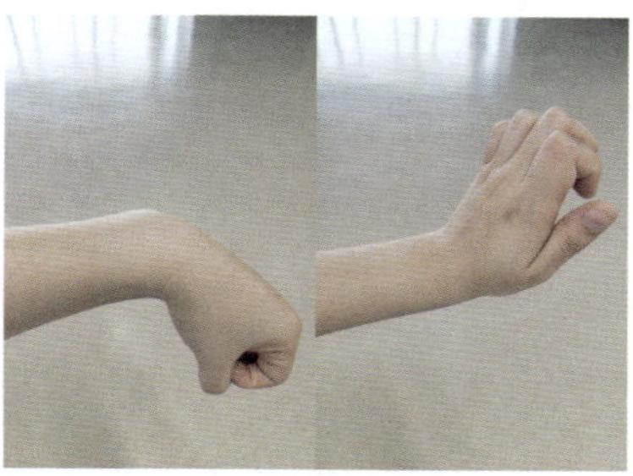

图 5-28
手腕屈伸运动

4. 手指 儿童取仰卧位或坐位，上臂贴近身体，令儿童握紧拳头保持 3 秒；再张开手掌，完全伸展手指，保持 3 秒，反复交替进行（图 5-29）。对于能力较强的儿童，可令其取站立位或坐位，躯干保持直立，双前臂自然放置于平胸高的桌子上；训练时令儿童用力握紧弹力球或橡皮泥；手指伸展力量训练时可令儿童手指收紧，在其近手指前段处套上橡皮筋，再慢慢张开手指（图 5-30）；亦可让儿童通过“弹玻璃球”，来强化手指伸展力量。

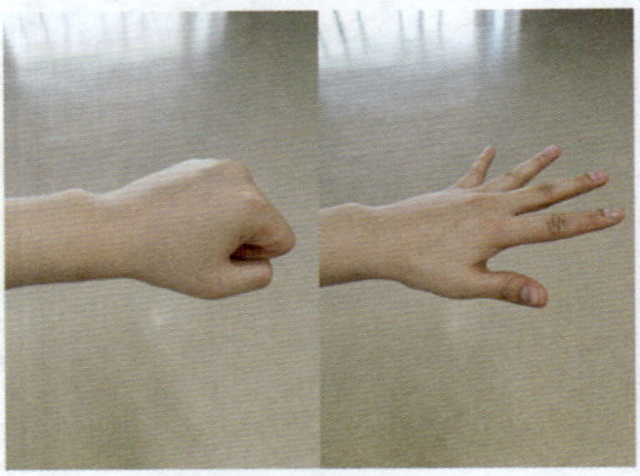

图 5-29
手指屈曲、伸展运动

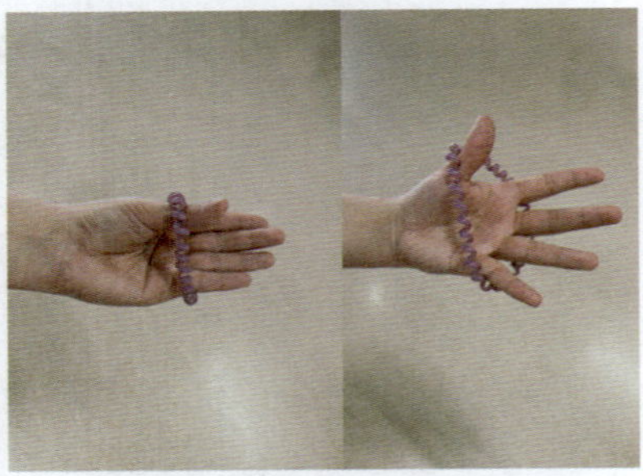

图 5-30
手指伸展力量训练

5. 髋部 儿童取侧卧位，可使用软枕或沙包帮助儿童躯干维持与床面垂直，双下肢自然伸展，家长辅助或减重下进行主动的屈髋、伸髋运动。能力较强者可令其俯卧位、双下肢自然伸展，引导儿童抬起一侧下肢并用力向后、向上蹬以训练抗重力伸髋运动（图 5-31），然后返回原位，也可利用楔形垫降低难度（图 5-32）。而抗重力屈髋运动训练则可令仰卧位、双下肢自然伸展，家长引导或辅助其一侧下肢行屈髋、屈膝主动运动，令儿童大腿尽量靠近腹部，停留几秒后，再返回原位；以相同方法训练另一侧下肢。

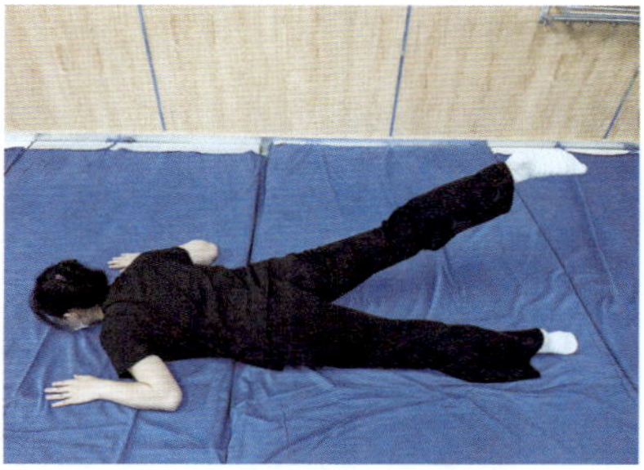

图 5-31
俯卧位伸髋

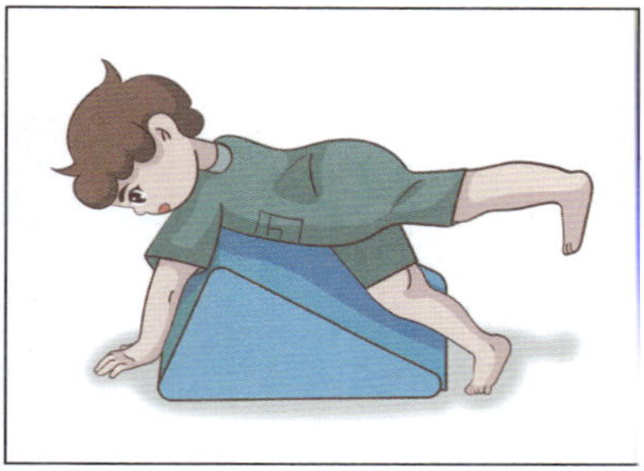

图 5-32
利用楔形垫训练俯卧伸髋

关于髋关节的内收、外展训练，可令儿童取仰卧位、双下肢自然伸展，家长辅助其下肢轻微抬离床面以去除部分下肢重量，再缓慢、匀速地引导儿童双腿主动分开至最大活动范围，然后合拢；若可轻松完成，则在双踝关节上方约 2 厘米处绑弹力带，让儿童张开双下肢抵抗弹力带来的阻力，停留几秒，再返回原位。功能较强者可取站立位，上肢扶持一稳固物体，一侧下肢支撑，另一下肢向侧方外展至最大，停留几秒，返回（图 5-33）；可诱导侧踢球或玩具。家长可在其后方固定其髋部，训练时注意身体不可以侧屈。

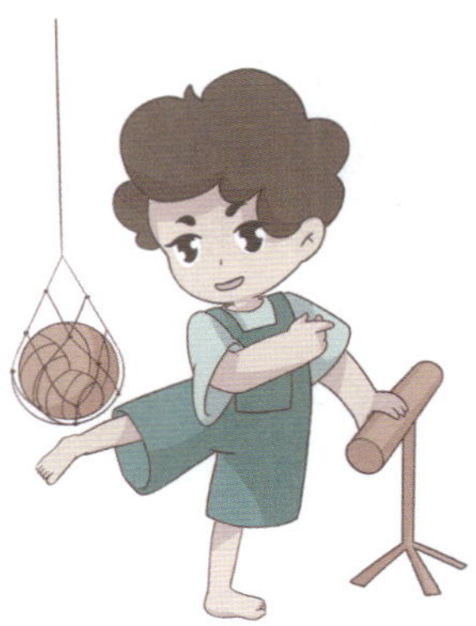

图 5-33
立位髋外展训练

也可进行蛙式运动、侧抬腿训练。儿童侧卧位、双下肢屈髋屈膝，当儿童屈膝训练外展外旋时，家长引导儿童张开双膝；当训练内收时家长可在其双膝间放一弹力小球，让其双膝内收时夹紧小球以增加训练难度；当儿童能力增强时，可引导其上侧腿伸直，然后用力向上抬起并维持 3～5 秒（视频 5-47）。需要注意的是，训练时家长应一手固定儿童髋部、一手固定膝部，以控制下肢的运动方向，同时避免出现骨盆扭转。

视频 5-47
蛙式运动、侧抬腿训练

6. 膝部 儿童取仰卧位，必要时可用沙袋或软枕以维持儿童躯干与床面垂直，其双下肢屈髋屈膝；家长位于儿童后方，引导儿童上方下肢主动地伸膝和屈膝（视频 5-48）；训练时家长双手分别固定其上方下肢的膝部和踝部，以控制下肢的运动方向，防止或减少代偿运动。

视频 5-48
侧卧位屈膝、伸膝训练

对于伸膝力量功能较强的儿童，可令其取端坐位、双下肢不着地，保持躯干伸直，引导儿童有控制性地将一侧下肢伸直，保持 1～2 秒后，返回，然后换另一侧交替训练（视频 5-49）；训练时可引导向前踢球和玩具，必要时家长可在旁固定其膝部和踝部，以控制其运动方向和踢腿速度，以避免出现髋内收、甩腿等代偿运动。对于有一定站立能力的儿童，亦可采用在不同高度凳子上坐下－站起的方式来进行训练。

视频5-49

视频 5-49
坐位伸膝训练

7. 踝部 对于踝部力量较弱的儿童，可取仰卧位、双下肢自然伸展，腿伸直。引导儿童双足尖向上勾起，保持 1 ~ 2 秒，再进行足尖向下压训练，保持 1 ~ 2 秒（视频 5-50），以此来训练踝关节的主动背伸、跖屈运动。踝部力量较强的儿童可取端坐位、双足平放于地板上。引导儿童双足尖向上勾起，保持 1 ~ 2 秒；再进行足尖向下压训练，保持 1 ~ 2 秒。

视频5-50

视频 5-50
卧位踝背伸、跖屈训练

五、躯干和核心肌力训练

在抗重力直立位时（坐位、跪位、站位）进行任何的活动，均需要腹部核心的参与。对于脊髓性肌萎缩症儿童而言，良好的核心肌力有着增强躯干稳定性、改善呼吸功能、延缓脊柱侧弯等好处。

1. 仰卧核心训练。

（1）仰卧位坐起、仰卧位侧方拉起：儿童仰卧在床上或垫子上，家长诱导、辅助其从前方或侧方坐起，其间注意诱发其腹部发力。

（2）仰卧位抬腿：儿童取仰卧位，家长刺激其下腹部，可用口令“让我闻闻你两个臭脚丫”诱导其腹部用力，带动骨盆、双下肢抬高；也可使用玩具诱导、辅助儿童腿部抬离床面；对于能力强的儿童可让其双腿夹球抬高放到家长手中或小筐里（图 5-34）。

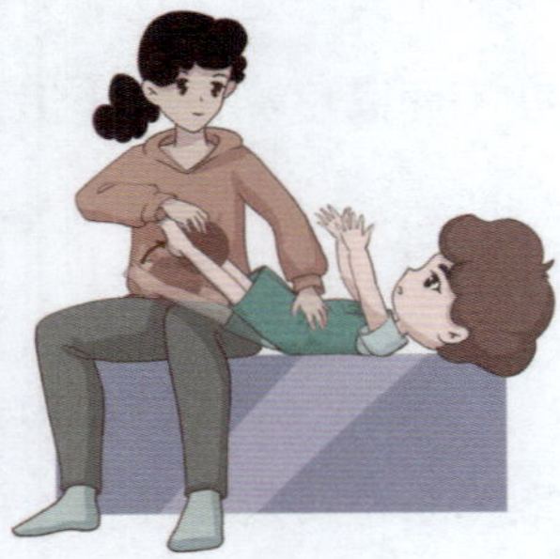

图 5-34
仰卧位抬腿夹球

（3）仰卧位桥式运动：儿童取仰卧位，髋膝关节屈曲、双足平放于床上；家长固定其膝关节和踝关节；辅助并鼓励儿童臀部抬离支撑面；当肩、髋、膝关节成一条直线时停止抬高，保持数秒，再还原至起始位置（图 5-35）。

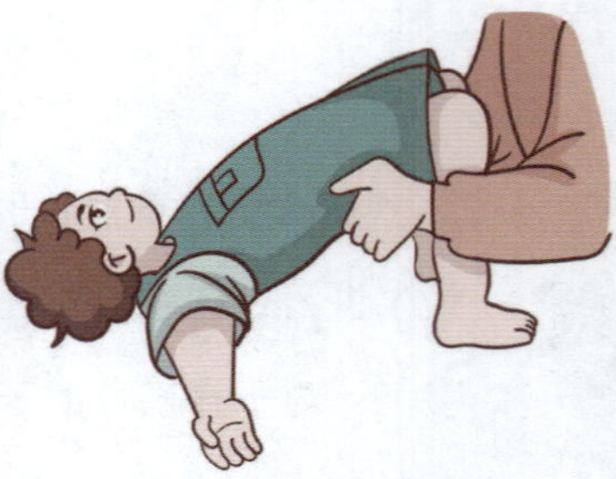

图 5-35
仰卧位桥式运动

2. 俯卧核心训练。

（1）肘支撑 – 手支撑 – 四点支撑（见本章三、不同阶段的功能训练“肘支撑 – 手支撑 – 四点支撑”部分）。

（2）俯卧核心进阶训练：家长坐在椅子或地板上，儿童在其前方取俯卧位并以双上肢支撑、抬起胸部；家长将儿童两下肢分开并置于自己腰部旁，必要时需要扶托儿童的腹部或胸部（图 5–36）。

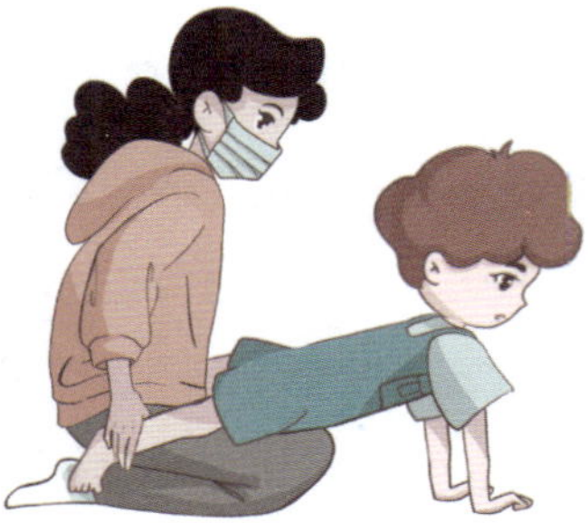

图 5–36
俯卧位支撑

六、有氧耐力训练

有氧训练是指采用中等强度、大肌群、动力性、周期性运动，以提高机体氧化代谢能力的锻炼方式。通过反复进行的以有氧代谢为主的运动，可使机体产生肌肉和心血管适应性，提高全身耐力和心肺功能，改善机体代谢。居家训练时，可根据脊髓性肌萎缩症儿童的实际情况，设定训练的强度和方式，一般 3 ~ 5 次 / 周，运动频率少于 2 次 / 周则效果不佳，需要长期坚持训练。

训练安排包括热身运动、训练运动及放松整理运动三部分。热身运动指为防止因突然的运动应激，导致肌肉损伤和心血管意外而做的准备活动，强度一般为训练运动的 1/2 左右，时间为 5 ~ 10 分钟，方式包括关节活动、肌肉牵张、呼吸练习或小强度的有氧训练。训练运动指达到靶强度的训练，一般为 15～40 分钟，是有氧耐力训练的核心部分，可分为持续训练、间断训练和循环训练法。放松整理运动指强度运动训练后进行较低强度的训练，以使机体逐步从剧烈运动应激逐步“冷却”到正常状态。

根据儿童的个人兴趣、训练条件及康复治疗目标选择合适的训练方式。对于能行走的儿童，步行是简易而方便的训练方式，易于控制运动强度和运动量；缓慢步行可改善心肺功能倒退，可步行中增加坡度训练以增加训练强度。自行车也是常用的训练方式，可在室内采用固定功率自行车进行训练，方便监测儿童的心电和血压，掌握运动负荷（图 5-37）；对于下肢功能较差的儿童，可采用手臂功率车的方式进行上肢训练。游泳是脊髓性肌萎缩症儿童重要的训练方式，水的浮力对皮肤、肌肉和关节有很好的安抚作用，运动损伤较少；游泳时关节和脊柱所受的重力作用较少；而水对胸腔的压力，有助于增强心肺功能；在游泳运动时要特别观察儿童反应，运动前应有充分的准备活动。

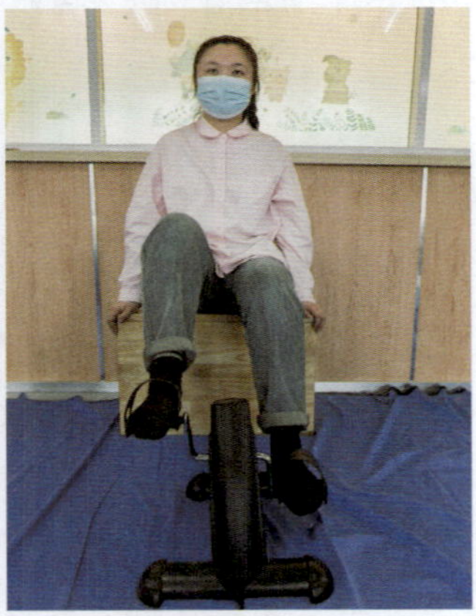

图 5-37
固定功率自行车训练

七、居家悬吊训练

对于脊髓性肌萎缩症儿童来说，悬吊训练可以减轻身体重量，让运动变得更容易。悬吊训练动作种类多、形式多变，可变因素很多，可以通过调整悬吊点的高度、悬吊的部位、角度、训练的外部环境、完成动作的快慢等来实现不同的训练效果。

在居家环境中，家长可以使用长毛巾、围巾等物品来替代悬吊带完成训练。建议每个训练动作一般进行 3～5 组，每组 5 次，家长可根据儿童的实际功能来增减。

1. 头部活动 儿童取侧卧位，头部放于悬吊带内，令头部稍离开床面，引导儿童头部向前、向后做屈伸主动活动（视频 5-51）；或儿童取仰卧位，头部放于悬吊带内，令头部稍离开床面，引导儿童头部向左、向右主动侧屈活动（视频 5-52）。训练时注意躯干姿势代偿。

视频 5-51
悬吊下头部前后屈伸训练

视频 5-52
悬吊下头部左右侧屈训练

2. 坐位重心转移训练 儿童取坐位，双手举起与肩同高并放在悬吊带内；以玩具引导儿童的躯干向前、后、侧方移动或旋转（视频 5-53），必要时家长可在儿童后方固定其髋部或躯干，以控制其活动方向，避免其跌倒受伤。

视频 5-53
悬吊下坐位重心转移训练

3. 爬行训练 儿童取俯卧位，儿童胸腹部套在悬吊带内，引导儿童行四点跪、四点爬训练（视频 5-54）。

4. 跪位训练 儿童取直跪位，双前臂放置于悬吊带内或双手扶持悬吊带，以玩具引导儿童的躯干向前、后、侧方移动或旋转（视频 5-55）。必要时家长可在儿童后方固定其髋部或躯干，以控制其活动方向，避免骨盆倾斜或跌倒受伤。

5. 站立与步行能力训练 儿童在站立位下，应用悬吊带进行站立与步行能力训练（图 5-38、视频 5-56、视频 5-57），

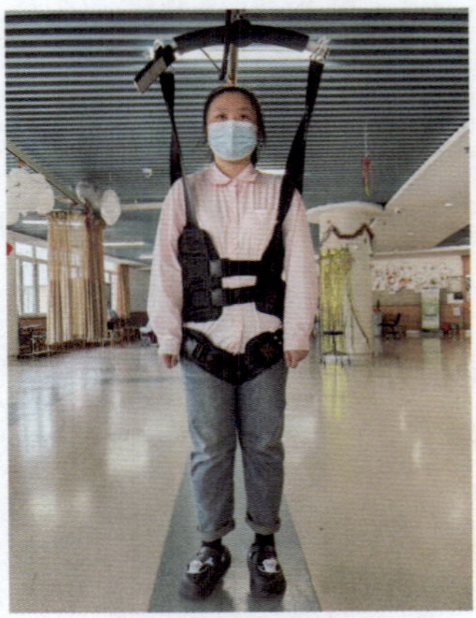

图 5-38
穿戴悬吊衣辅助立位

视频 5-54
悬吊下四点爬行训练

视频 5-55
悬吊下跪位重心转移训练

视频 5-56
悬吊下大量辅助步行训练

视频 5-57
悬吊下少量辅助步行训练

可根据儿童的具体情况，考虑在训练过程中增加小踏板等障碍物，令儿童分别在平整路面和不平整路面上进行站立与步行能力训练。训练过程中注意保护儿童安全，必要时可适配合适的下肢矫形器。

6. 肢体主动活动 令儿童取仰卧、侧卧等不同体位，将肢体的不同部位（前臂、小腿、足跟等）放于悬吊带内，利用悬吊点的改变，对不同肢体节段进行减重或抗阻训练（视频 5–58）。

视频 5–58
去重力肘屈曲主动活动训练

八、水中运动

水中运动可利用水的浮力，帮助儿童抵消部分体重、减少关节和骨骼的承重压力、改善对身体的控制性，使肌肉无力的儿童更易完成陆地上难以进行的动作，尤其适合肌力弱、平衡能力差的脊髓性肌萎缩症儿童。水中运动亦可帮助温和提升心肺功能，促进血液循环。因此，水中运动对脊髓性肌萎缩症儿童非常友好。水中运动可视为陆上运动的理想替代方案，在掌握一定运动技巧后再逐渐过渡到陆上运动。水中运动的水温通常建议在 32 ~ 34℃，每次训练建议不超过 30 分钟，具体的水温和训练时间需要结合个体情况灵活调整。

因水中运动有一定的风险，在进行水中运动时一定先要了解相关注意事项：**训练时家长务必在旁保护**，尤其关注儿童头部的位置，需配合充气臂圈、泳镜、泳帽、耳塞、泡沫板颈圈等设备，预防溺水的发生并以减少儿童对水的恐惧心理。若有感染或炎症、传染性疾病、发热、开放性损伤、骨折未固定或未愈合、癫痫发作、呕吐、腹泻、大小便失禁等情况，建议暂停水中运动。

下文中提及的训练**建议家长不可盲目跟从练习**，最好在治疗师的指导下进行；若想在开展居家或社区泳池开展水中运动，一定要经专业水中康复治疗师评估后，在进行一些限定性的训练。

1. 水中运动适应性训练 可依据水面吹气（视频 5-59）、水面下吹气（视频 5-60）、面部入水吹气（视频 5-61）、头部入水吹气（视频 5-62）顺序，来令儿童逐渐适应水中运动，掌握水中呼吸节律，以减少对水的恐惧。

视频 5-59
水面吹气

视频 5-60
水面下吹气

视频 5-61
面部入水吹气

视频 5-62
头部入水吹气

2. 水中仰卧漂浮 令儿童戴上浮具在水中取仰卧位漂浮（图 5-39），必要时家长需要在儿童背部和臀部给予一定的支撑，以减少儿童的恐惧感；待儿童适应水中漂浮后，再令其尝试以其他体位完成水中运动。

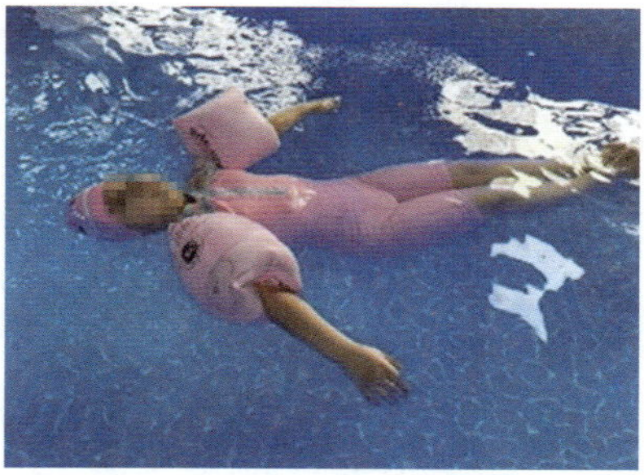

图 5-39
浮具辅助下水中仰卧位漂浮

3. 水中肢体的主动活动 在水中取仰卧位或站立位，家长在旁扶持或使用浮具，让儿童在水中进行主动的肢体活动（视频 5-63）。

视频 5-63
水中髋关节内收、外展主动活动

4. 水中靠墙站立 儿童靠泳池壁取站立位，双下肢打开与肩同宽；随着能力的提高，可让儿童离开泳池壁站立在泳池中，上肢在身体两侧划水以维持平衡；对于能独自维持站立者，家长可前后、左右轻推，或制造水流来打破其站立平衡，以进一步训练儿童的站立平衡能力。

5. 水中核心训练 ①儿童站在泳池边，家长辅助其双手握住池边，让其双下肢同时抬起，功能强者可停留几秒钟（视频 5-64），或可令儿童俯卧于浮板上，家

视频 5-64
水中站立位双下肢屈曲

长辅助、诱导其双下肢同时屈曲（视频5-65）；②家长双手托着儿童的臀部和后腰，嘱其躯干前屈，保持一段时间，以强化腹肌和颈屈肌群（视频5-66）；③儿童站立于水中，双手抱住大小适中的球，嘱其将球按入水中，球的大小可根据儿童上肢力量进行选择（视频5-67）。

6. 水中俯卧踢腿 儿童在水中取俯卧位，双手握住池边，家长托着其腰腹部，引导其双下肢交替上下打水（视频5-68）。

7. 水中侧方走、前方走 儿童站在水里，双手扶着池边，家长引导其侧着走；或家长在其前方扶持，引导其向前走。

8. 水中踩球 用一装有小球的网兜，套在儿童双脚上，引导其在水中往下踩（视频5-69）；球的大小与数量决定儿童往下踩所抵抗的浮力，具体可根据儿童的能力选择。

视频5-65
水中俯卧位双下肢屈曲

视频5-66
水中躯干前屈

视频5-67
水中按球

视频5-68
水中俯卧双下肢上下打水

视频5-69
水中踩球

（秦伦、王超、朱敏、王筱玥、李小利、翟淳、戴苗、朱敏、黄丽、王星、郝兆建、徐丹、仪海旺、彭朋、胡乐、黄燕霞、铁晓玲、吉楠、苏楠）

第六章 舒展筋骨：居家牵伸与推拿

一、关节活动范围检查与居家牵伸训练

关节挛缩是脊髓性肌萎缩症儿童主要的并发症之一，它会限制儿童自主活动，导致运动功能障碍进一步加重。因此，预防和改善关节挛缩是脊髓性肌萎缩症儿童康复中极为重要的部分。牵伸技术的运用是为了维持和改善关节活动范围，维持关节周围软组织的延展性，以预防或减少关节挛缩，帮助儿童维持功能、延缓病程进展。对脊髓性肌萎缩症儿童而言，牵伸训练应纳入他们的长期管理计划。

牵伸可分为手法牵伸、自主牵伸和器械牵伸。手法牵伸即运用手法对紧张、挛缩的组织或活动受限的关节进行牵伸；自主牵伸即儿童通过自己主动运动来完成肌肉延展性训练；器械牵伸则是借助机械装置的小强度外部力量，持续作用于挛缩组织的一种牵伸方法。本章主要介绍居家的关节手法牵伸训练。

康复治疗师对儿童进行评估，了解儿童关节挛缩的部位、程度、方向等特点后，再指导家长在家进行牵伸训练。家长在牵伸前应了解每个关节的正常关节活动范围，避免过度牵伸关节；牵伸时需要适当暴露待牵伸肢体，以便能充分牵伸目标关节；牵伸时先固定好被牵伸关节的近端（靠近躯干的一端）和远端（远离

躯干的一端），牵伸过程中动作要缓慢、持续，尽量活动至儿童能承受的最大关节活动范围，并在活动至末端时维持 10～15 秒，若儿童配合良好可考虑增加至 30 秒，每组间隔 30 秒，5 组 / 次，每周至少 5 次。这样能尽可能发挥牵伸的作用，同时避免肌肉或软组织损伤。

一般运动功能较差的大龄脊髓性肌萎缩症儿童多有骨质疏松，骨折风险较大，牵伸时需要耐心、动作轻柔；严禁使用跳跃性、冲击性手法。牵伸过程中家长需要密切观察儿童的状态，如面部表情、哭闹等；对于有语言表达能力的儿童，家长可询问其主观感受。若牵伸过程中有剧烈疼痛，关节活动过度等情况，则应停止牵伸操作。牵伸训练后可局部冰敷 10～15 分钟以缓解疼痛。若持续疼痛或儿童持续哭闹时则停止牵伸训练，必要时需要到专业的医疗机构就诊。

（一）肩关节活动范围居家检查及牵伸训练

1. 屈曲 儿童仰卧位、侧卧位或坐位，双上肢置于体侧。家长站于儿童头侧或身后，一手固定肩关节，另一手固定肘关节或上臂靠近肘关节处，缓慢令上肢向前方上举至其最大范围（图 6-1）。肩屈曲正常活动范围为 0°～180°，若小于此范围，则可按以上手法对肩伸展肌群进行牵伸训练。

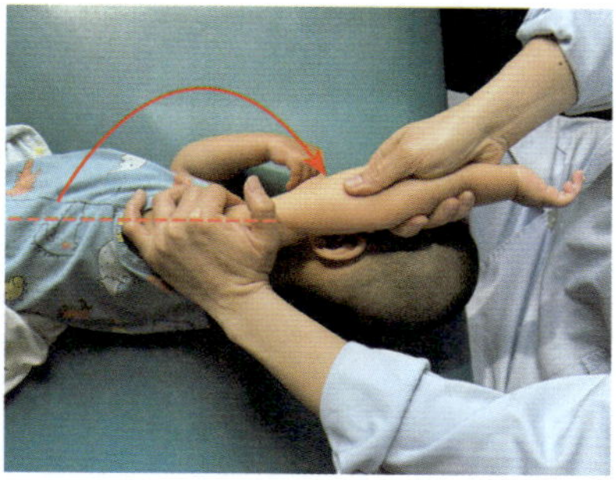

图 6-1
肩屈曲活动范围检查及肩伸展肌群牵伸手法（侧卧位）

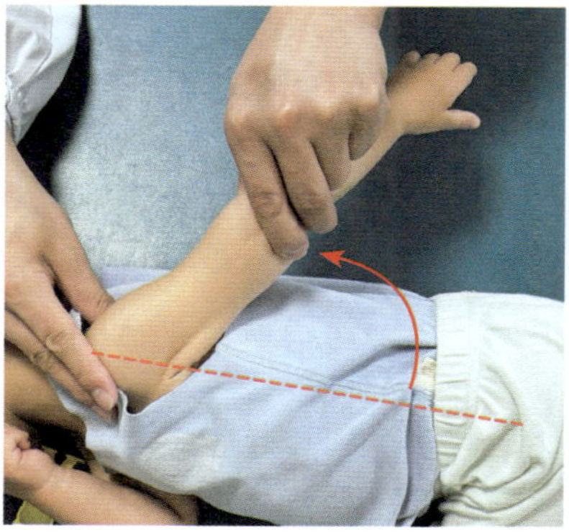

图 6-2
肩伸展活动范围检查及牵伸肩屈曲肌群牵伸手法（侧卧位）

2. 伸展 儿童取侧卧位或坐位，若取侧卧位则检查侧位于上方。家长站立儿童身后，一手固定肩关节，另一手固定肘关节或上臂靠近肘关节处，上肢向身体背侧运动至其最大范围（图 6-2）。肩伸展正常活动范围为 0°～50°，若小于此范围，则可按以上手法对肩屈曲肌群进行牵伸训练。

3. 外展 儿童取仰卧位、侧卧位或坐位，双上肢自然放置于体侧。家长站立于待检查侧，一手固定肩关节，另一手固定肘关节或上臂靠近肘关节处，令儿童的上肢向外侧方上举至其最大范围（图 6–3）。正常活动范围为 0°～180°，若小于此范围，则可按以上手法对肩内收肌群进行牵伸训练。

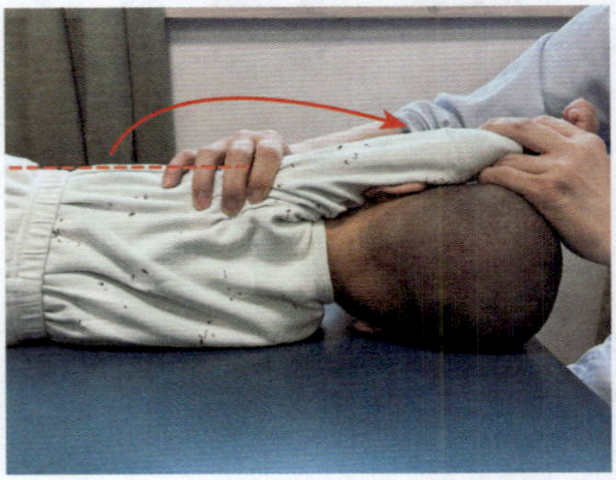

图 6–3
肩外展活动范围检查及肩内收肌群牵伸手法（侧卧位）

4. 内收 儿童取仰卧位或坐位，双上肢自然置于体侧。家长站立于待检查侧，一手固定肩关节，另一手固定肘关节或上臂靠近肘关节处，令儿童的上肢向内侧活动至其最大范围（图 6–4）。正常活动范围为 0°～45°，若小于此范围，则可按以上手法对肩外展肌群进行牵伸训练。

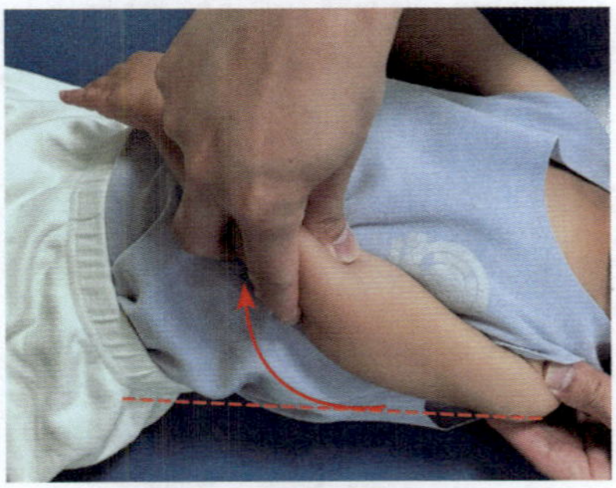

图 6–4
肩内收活动范围检查及肩外展肌群牵伸手法（仰卧位）

5. 内旋 儿童取仰卧位或坐位，双上肢自然放置于体侧，家长站立于待检查侧。家长一手帮助肩部外展 90° 并固定肩关节，另一手固定前臂近腕部处并令前臂竖直与床面成 90°。家长令儿童的手部向腿部方向移动为肩内旋（图 6-5）。肩内旋正常活动范围为 0° ~ 90°，若小于此范围，则可按以上手法分别对肩外旋、内旋肌群进行牵伸训练。

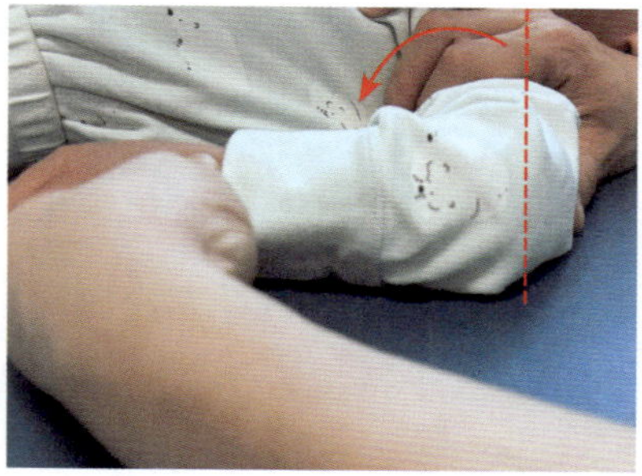

图 6-5
肩内旋活动范围检查及肩外旋肌群牵伸手法（仰卧位）

6. 外旋 儿童取仰卧位或坐位，双上肢自然放置于体侧，家长站立于待检查侧。家长一手帮助肩部外展 90° 并固定肩关节，另一手固定前臂近腕部处并令前臂竖直与床面成 90°。家长令儿童的手部向头部方向移动则为肩外旋（图 6-6）。肩外旋正常活动范围为 0° ~ 90°，若小于此范围，则可按以上手法分别对肩外旋、内旋肌群进行牵伸训练。

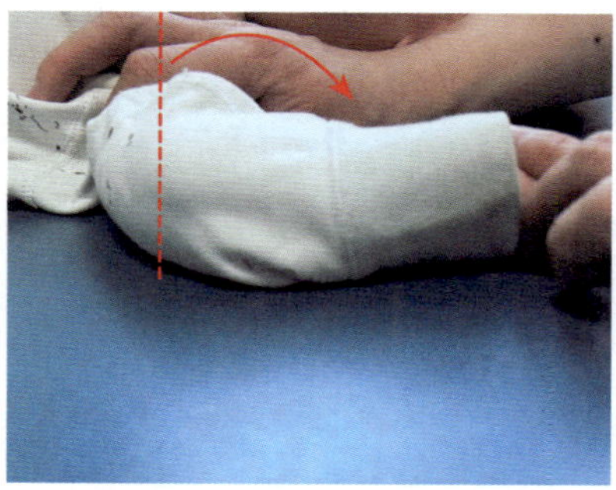

图 6-6
肩外旋活动范围检查及肩外旋肌群牵伸手法（仰卧位）

（二）肘关节活动范围居家检查及牵伸训练

1. 屈曲 儿童仰卧位或坐位，双上肢自然放置于体侧。家长站立于待检查侧，一手固定上臂，另一手固定前臂近腕部处，令儿童手心朝上，前臂向肩关节方向运动至其最大范围（图6-7）。正常活动范围为0°～150°，若小于此范围，则可按以上手法对肘伸展肌群进行牵伸训练。

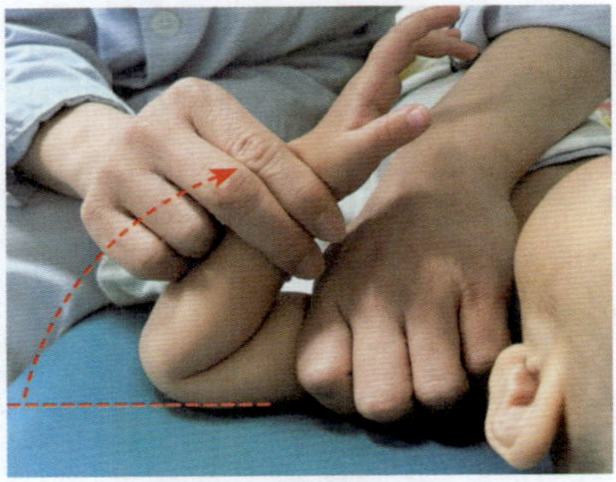

图6-7
肘屈曲活动范围检查及肘伸展肌群牵伸手法（仰卧位）

2. 伸展 儿童仰卧位或坐位，双上肢自然放置于体侧。家长站立于待检查侧，一手固定上臂，另一手固定前臂近腕部处，令儿童手心朝上、肘关节伸展至最大范围（图6-8）。正常活动范围为0°～10°，若小于此范围，则可按以上手法对肘屈曲肌群进行牵伸训练。

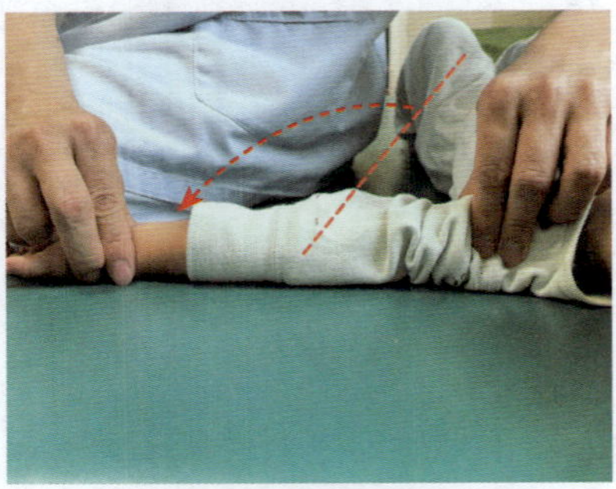

图6-8
肘伸展活动范围检查及肘屈曲肌群牵伸手法（仰卧位）

3. 前臂旋前 / 旋后　儿童仰卧位或坐位，双上肢自然放置于体侧。家长站立于待检查侧，儿童检查侧肘屈 90°，家长一手固定肘关节，另一手固定前臂近腕部处，前臂和手掌缓慢向前 / 向后旋转至其最大范围，做前臂旋前 / 旋后检查。前臂旋前和旋后正常活动范围均为 0°～90°，若小于此范围，则可按以上手法分别对前臂旋后 / 旋前肌群进行牵伸训练。

（三）腕关节活动范围居家检查及牵伸训练

1. 屈曲　儿童仰卧位或坐位，双上肢自然放置于体侧，掌心向上。家长站立于待检查侧，一手固定前臂近腕关节处，另一手握住手掌，令腕关节向前臂方向活动至其最大范围。正常活动范围为 0°～90°，若小于此范围，则可按以上手法对腕背伸肌群进行牵伸训练。

2. 背伸　儿童仰卧位或坐位，双上肢自然放置于体侧，掌心向下。家长站立于待检查侧，一手固定前臂近腕部处，另一手握住手掌，令腕关节向前臂方向活动至其最大范围。正常活动范围为 0°～90°，若小于此范围，则可按以上手法对腕屈曲肌群进行牵伸训练。

（四）髋关节活动范围居家检查及牵伸训练

1. 屈曲　儿童仰卧位，双下肢自然伸展，家长面向儿童立于待检查侧。家长一手固定检查侧膝关节，另一手固定对侧膝关节及大腿；令检查侧膝关节向同侧腹部方向活动至其最大范围（图 6-9）。正常活动范围为 0°～125°，若小于此范围，则可按以上手法对髋伸展肌群进行牵伸训练。

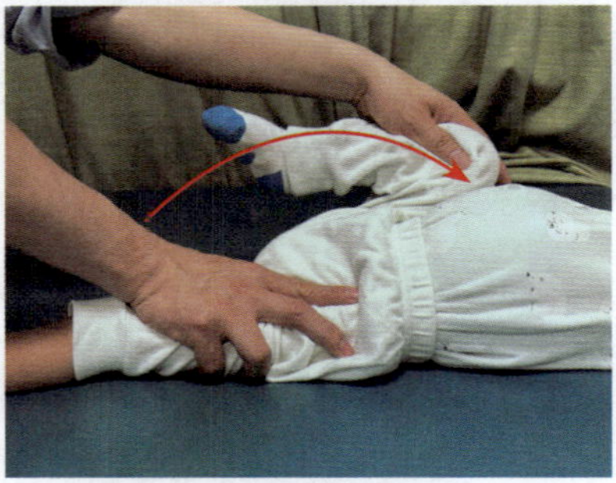

图 6-9
髋屈曲活动范围检查及髋伸展肌群牵伸手法

2. 伸展 儿童俯卧位，双下肢自然伸展，家长站立于待检查侧。家长一手固定检查侧膝关节，另一手固定对侧大腿，令检查侧下肢向后方活动至其最大范围（图 6-10）；或儿童侧卧位，双下肢自然伸展，检查侧下肢置于上方，家长站立于儿童身后。家长一手固定髋部，另一手固定该侧膝关节，令该下肢向后方活动至其最大范围。正常活动范围为 0°～15°，若小于此范围，则可按以上手法对髋屈曲肌群进行牵伸训练。

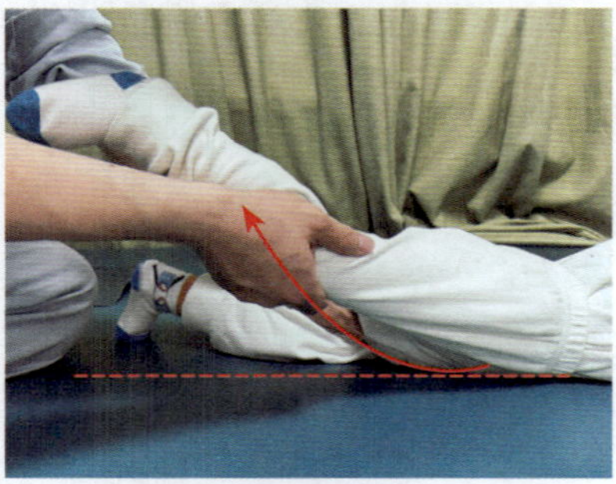

图 6-10
髋伸展活动范围检查及髋屈曲肌群牵伸手法

3. 外展 儿童仰卧，双腿自然伸展。家长面向儿童，双手固定儿童双侧大腿近膝关节处，缓慢将检查侧大腿向外活动至其最大范围（图 6–11），此过程中需要保证双侧下肢处于伸直状态。髋外展正常活动范围为 0°～45°，若小于此范围，则可按以上手法对髋内收肌群进行牵伸训练。

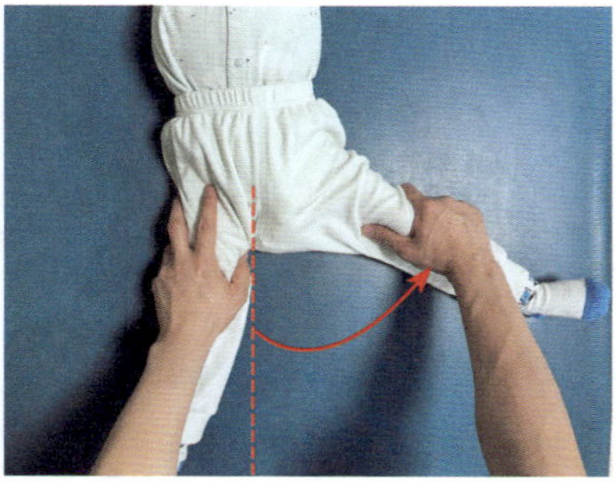

图 6–11
髋外展活动范围检查及髋内收肌群牵伸手法

4. 内收 儿童仰卧，双腿自然伸展。家长面向儿童，双手固定儿童双侧大腿近膝关节处，缓慢将检查侧大腿向内活动至其最大范围，此过程中需要保证双侧下肢处于伸直状态。髋外展正常活动范围为 0°～45°，若小于此范围，则可按以上手法对髋外展肌群进行牵伸训练。

5. 外旋 儿童仰卧位，双腿自然伸展。家长面向儿童，双手分别固定其待检查侧的大腿近膝关节处和踝关节，使该侧髋、膝屈曲 90°、脚尖朝正上方，缓慢将膝盖旋转向外旋至其最大范围（图 6–12）。髋外旋正常活动范围为 0°～45°，若小

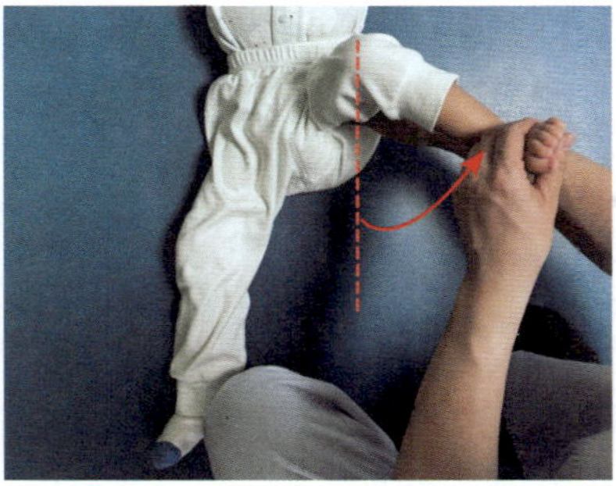

图 6–12
髋外旋活动范围检查及髋内旋肌群牵伸手法

于此范围，则可按以上手法对髋外旋肌群进行牵伸训练。

6. 内旋 儿童仰卧位，双腿自然伸展。家长面向儿童，双手分别固定其待检查侧的大腿近膝关节处和踝关节，使该侧髋、膝屈曲 90°、脚尖朝正上方，缓慢将膝盖旋转向内旋至其最大范围（图 6–13）。髋外旋正常活动范围为 0°～45°，若小于此范围，则可按以上手法对髋外旋肌群进行牵伸训练。

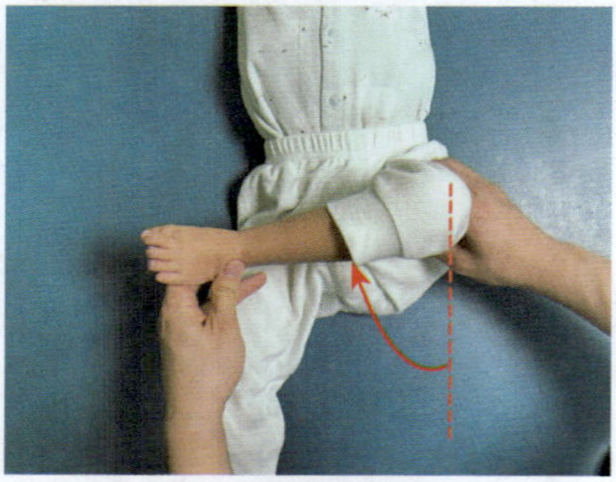

图 6–13
髋内旋活动范围检查及髋外旋肌群牵伸手法

（五）膝关节活动范围居家检查及牵伸训练

1. 屈曲 儿童俯卧位，双下肢自然伸展。家长于检查侧，一手轻按儿童臀部以固定骨盆，另一手握住小腿下端近踝关节处，将小腿向臀部方向活动至其最大范围（图 6–14）。膝屈曲正常活动范围为 0°～135°，若小于此范围，则可按以

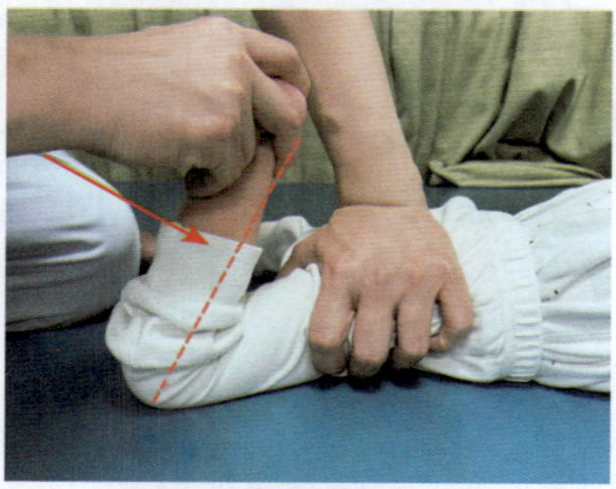

图 6–14
膝屈曲活动范围检查及膝伸展肌群牵伸手法

上手法对膝伸展肌群进行牵伸训练。

2. 伸展 儿童俯卧，双下肢自然伸展，双足置于床面外，检查侧膝关节下垫一小毛巾。家长站立于检查侧，一手轻按儿童臀部以固定骨盆，另一手握住小腿下端近踝关节处，将小腿伸展至其最大范围。膝伸展正常活动范围为 0°，若小于此范围（即膝关节不能伸直），则可按以上手法对膝屈曲肌群进行牵伸训练。

（六）踝关节活动范围居家检查及牵伸训练

1. 背伸 儿童仰卧，双下肢自然伸展。家长站立于待检查侧，一手握住儿童小腿近踝关节处，另一手握住儿童脚、手掌抵住脚掌使足部处于中立位，令脚掌向头部方向活动至其最大范围（图 6–15）。踝背伸正常活动范围为 0°～20°，若小于此范围，则可按以上手法对踝跖屈肌群进行牵伸训练。

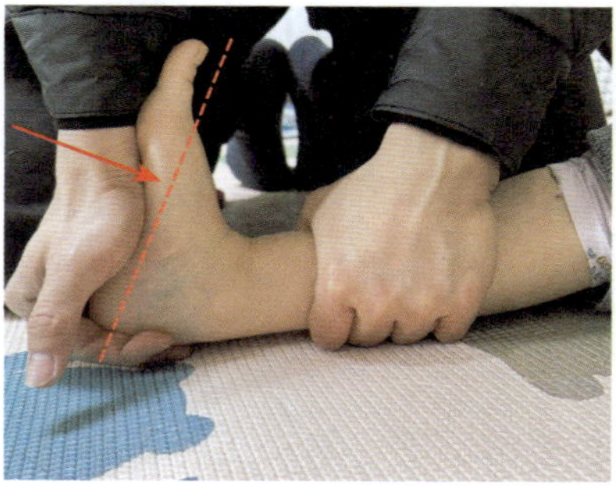

图 6–15
踝背伸活动范围检查及踝跖屈肌群牵伸手法

2. 跖屈 儿童仰卧，双下肢自然伸展。家长站立于待检查侧，一手握住儿童小腿近踝关节处，另一手握住儿童脚、手掌抵住脚掌使足部处于中立位，令脚掌向远离头部方向活动至其最大范围（图 6-16）。踝跖屈正常活动范围为 0°～45°，若小于此范围，则可按以上手法对踝背伸肌群进行牵伸训练。

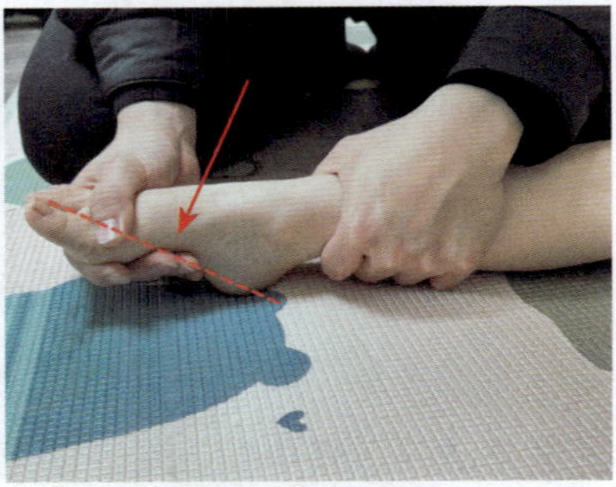

图 6-16
踝跖屈活动范围检查及踝背伸肌群牵伸手法

3. 内翻 儿童仰卧，双下肢自然伸展。家长站立于待检查侧，一手握住儿童小腿近踝关节处，另一手握住儿童脚、手掌抵住脚掌使足部处于中立位，将脚掌向内转动至其最大范围（图 6-17）。踝内翻正常活动范围为 0°～35°，若小于此范围，则可按以上手法对踝外翻肌群进行牵伸训练。

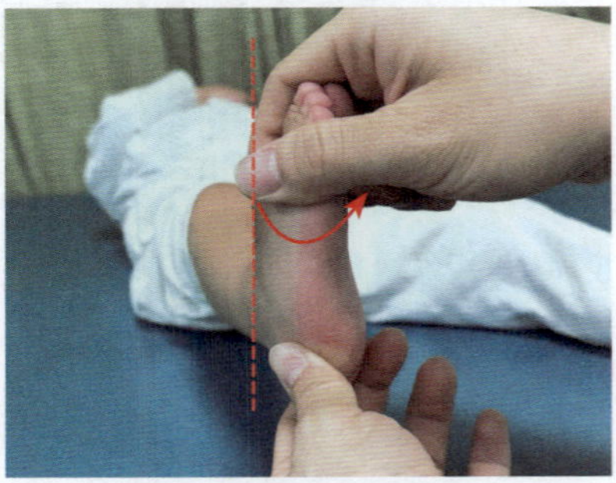

图 6-17
踝内翻活动范围检查及踝外翻肌群牵伸手法

4. 外翻 儿童仰卧，双下肢自然伸展。家长站立于待检查侧，一手握住儿童小腿近踝关节处，另一手握住儿童脚、手掌抵住脚掌使足部处于中立位，将脚掌向外转动至其最大范围（图 6-18）。踝外翻正常活动范围为 0°～25°，若小于此范围，则可按以上手法对踝内翻肌群进行牵伸训练。

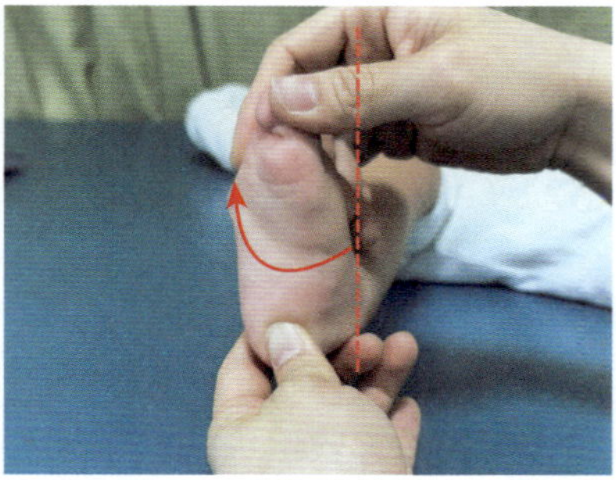

图 6-18
踝外翻活动范围检查及踝内翻肌群牵伸手法

除牵伸训练外，还可以诱导脊髓性肌萎缩症儿童进行关节主动活动训练，以维持或提高肢体肌力、改善肢体功能、预防或减少继发的肌肉骨骼畸形。家长能以游戏的形式，或以儿童喜欢的物品（如食物、玩具等）来诱导其肢体进行主动活动。为了能更准确地训练目标关节或肌群、减少代偿运动，家长在诱导主动活动的同时，可控制待活动的关节远端（即靠近躯干的一侧），如诱导肩屈曲时控制儿童的肩部以减少耸肩代偿、诱导腕背伸时控制儿童的前臂以减少上肢上举代偿等。此外，为更好地预防或减少关节挛缩，可配合良好的体位管理和穿戴合适的矫形支具。

二、居家推拿方法与技巧

推拿，又叫按摩，属中医外治疗法范畴。是在中医学和现代科学的理论指导下，运用手法作用于人体体表的特定部位防治疾病的方法。

脊髓性肌萎缩症在中医学属于“痿证”的范畴。表现为肢体筋脉弛缓、软弱无力、不能随意运动或伴有肌肉萎缩的一种病证。痿证病变部位在筋脉肌肉，但归根于五脏虚损，“肺主皮毛、脾主肌肉、肝主筋、肾主骨、心主血脉”五脏病变，功能失调，生化乏源，筋脉肌肉因之失养而弛纵，不能束骨，以致肌肉软弱无力，消瘦枯萎，发为痿证。推拿对于脊髓性肌萎缩症儿童具有舒筋通络、行气活血、理筋整复、滑利关节等作用。

而从西医学角度而言，推拿可帮助脊髓性肌萎缩症儿童扩张肢体远端的毛细血管，加速局部组织的供血和营养代谢，促进关节挛缩缓解、松解软组织粘连、改善异常姿势、促进周围神经传导通路等。推拿可促进胃肠道蠕动，帮助其脾胃提升运化能力。对于有呼吸功能障碍的儿童，推拿还可改善呼吸功能，促进排痰。

为确保安全，伴有以下情况的脊髓性肌萎缩症儿童不能推拿：正在急性感染期，操作部位皮肤有烧伤、烫伤或破损，有骨折的肢体或部位，正值经期女孩的腹部及腰骶部操作，有出血倾向等。

（一）推拿常用的穴位

经络和腧穴是推拿的重要组成部分。经络是人体气血运行、联系上下、沟通内外的通道。腧穴也就是穴位，是脏腑经络气血输注于体表的反应点和推拿的治疗点（图 6-19、图 6-20、图 6-21、图 6-22、图 6-23、图 6-24）。

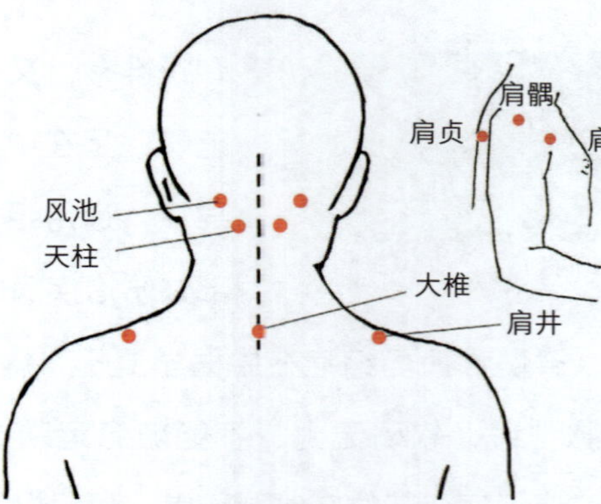

图 6-19
头颈部常用的穴位

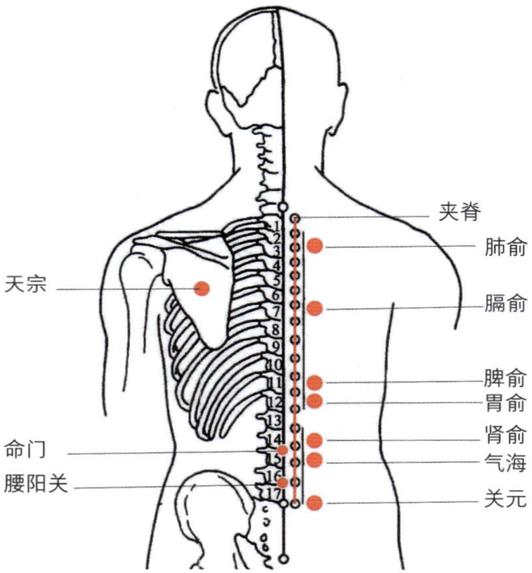

图 6-20

腰背部常用的穴位

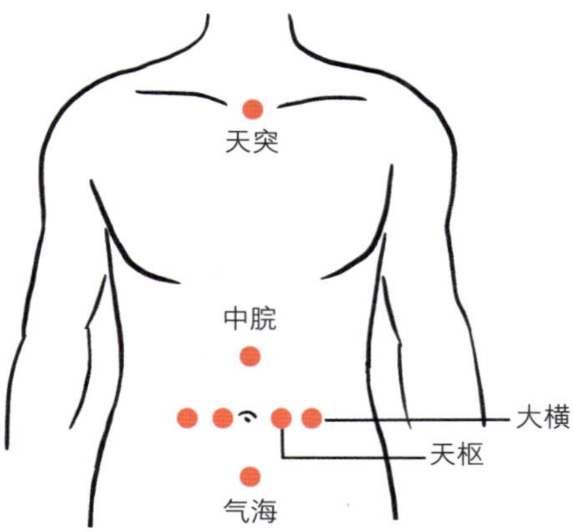

图 6-21

胸腹部常用的穴位

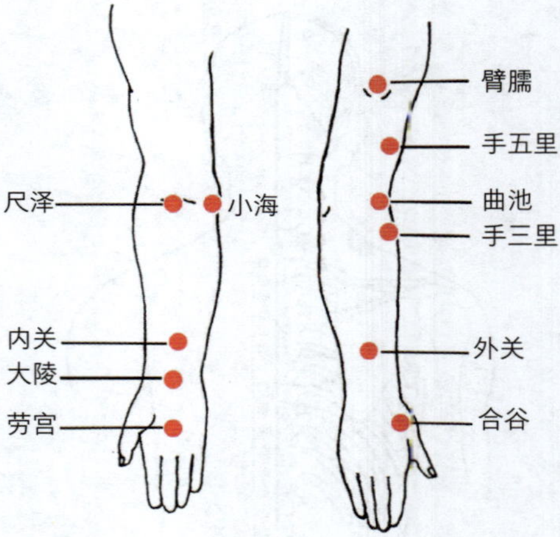

图 6-22

上肢常用的穴位

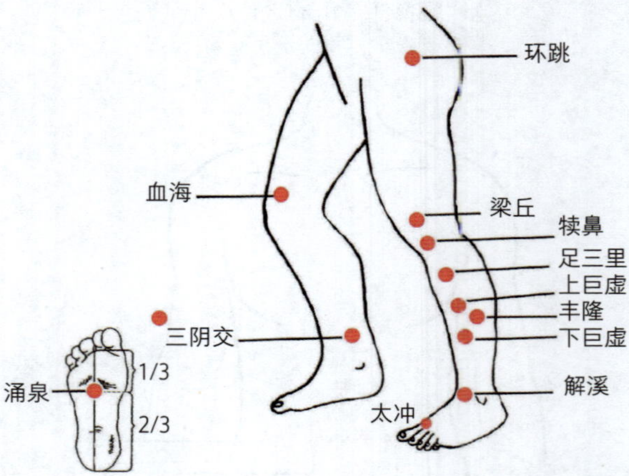

图 6-23

下肢前侧常用的穴位

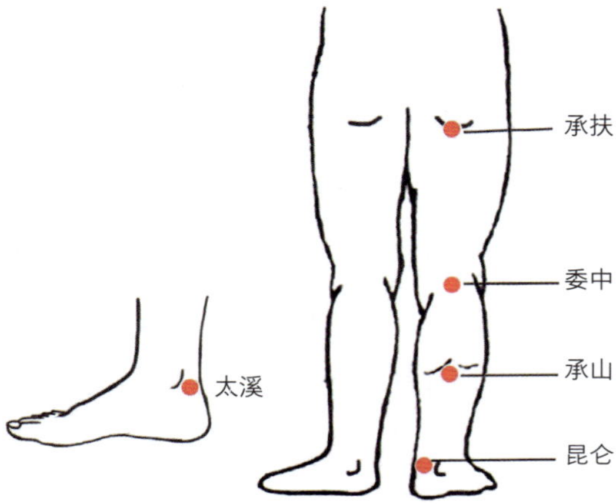

图 6-24
下肢后侧常用的穴位

脊髓性肌萎缩症儿童存在多器官、多系统的功能障碍问题，所以要充分利用好穴位的近治、远治和特殊治疗作用。近治作用是指穴位所在的位置就可以治疗该部位的疾病，如涌泉在足底，可治疗脊髓性肌萎缩症儿童足底肌肉无力导致的扁平足。远治作用是指穴位可以治疗远处的问题，如足三里穴在下肢，但可促进脊髓性肌萎缩症儿童的胃肠蠕动。特殊治疗作用是指有的穴位有特定的治疗作用，如下肢的丰隆有祛痰的作用，可帮助痰液的排出。

（二）常用的推拿手法

推拿手法是指操作者用手按照各种特定的技巧和规范化动作，以力的形式作用于特定部位和穴位上。这种力不是蛮力和暴力，而是柔和之力、技巧之力。常用的手法主要有以下几类。

1. 指按法 指按法分为拇指按法和中指按法，指按法主要用于穴位的点按。拇指按法是拇指伸直，其余四指自然伸直并支撑于一旁以助力，用拇指螺纹面或指端着力，吸定在施术部位上，垂直用力，向下按压，持续一定时间，然后放松，再逐渐用力向下按压，反复操作（图 6–25）。中指按法是指用中指螺纹面或指端着力，吸定在施术部位上，以示指按压于中指远端指间关节上以助力，垂直用力，向下按压，余同拇指按法（图 6–26）。

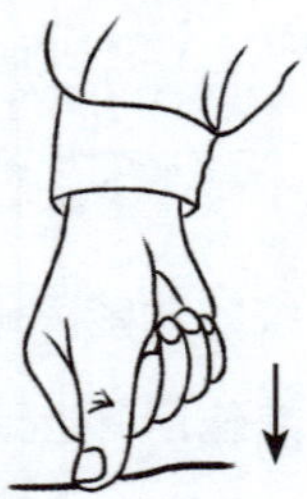

图 6–25
拇指按法

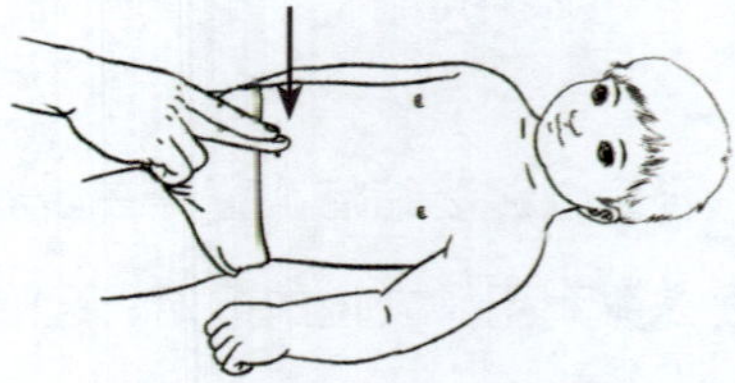

图 6–26
中指按法

2. 摩法 以示指、中指、无名指、小指四指指面或掌面着力，附着于体表一定的部位或穴位，做环形而有节律的移动摩擦，称为摩法，主要用于儿童腹部的推拿。根据着力部位不同分为指摩法与掌摩法。指摩法是以拇指螺纹面，或示指、中指、无名指、小指四指并拢，掌指关节自然伸直，以四指指面着力，附着在施术部位上，做顺时针或逆时针方向的环形移动摩擦（图 6–27）。掌摩法是掌指自然伸直，腕关节微背伸，用掌面着力，附着在施术部位上，以前臂带动腕关节及着力部分做顺时针或逆时针方向的环形移动摩擦（图 6-28）。

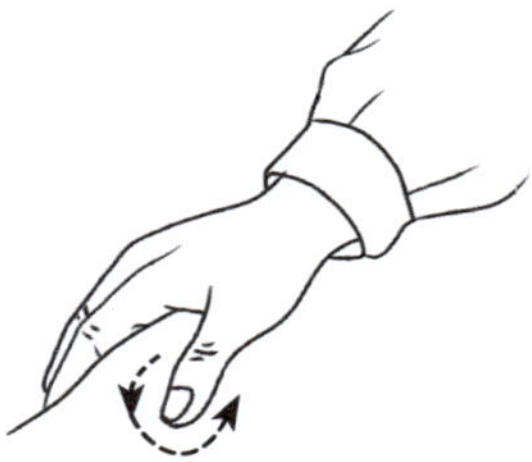

图 6-27
指摩法

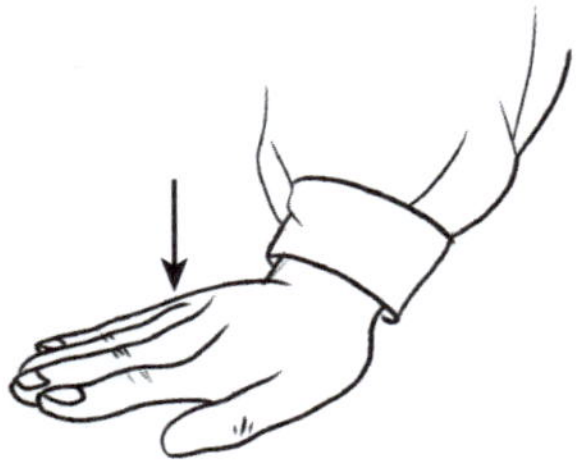

图 6-28
掌摩法

3. 拿法　用拇指螺纹面和示指、中指两指指面，相对用力，提拿一定的部位，进行一紧一松的拿捏（图 6-29）。

4. 捻法　以拇指与示指螺纹面相对着力，夹捏住施术部位，稍用力做对称性的快速捻搓，并可做上下往返移动（图 6-30）。捻法主要用于手指、脚趾及指间关节。

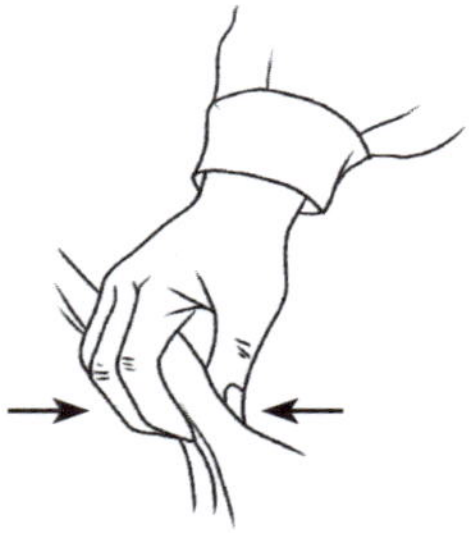

图 6-29
拿法

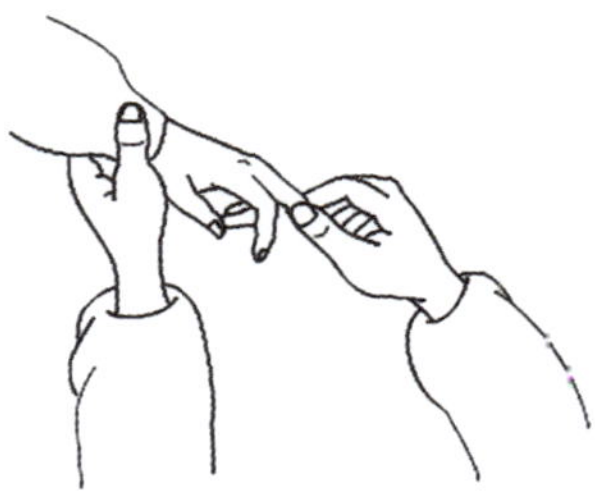

图 6-30
捻法

5. 揉法 揉法主要用于腰背部和大的肌群。根据着力部位的不同，可分为指揉法、掌根揉法。指揉法是以拇指或中指的螺纹面或指端，或示指、中指、无名指指面着力于体表，做轻柔缓和的顺时针或逆时针方向的旋转揉动。根据着力部位的不同，可分为拇指揉法、中指揉法，以及用示指、中指操作的双指揉法和用示指、中指、无名指操作的三指揉法（图 6–31）。掌根揉法是以掌根部分着力，吸定在施术部位上，稍用力下压，腕部放松，以肘关节为支点，做轻柔缓和的顺时针或逆时针方向的旋转揉动（图 6–32）。

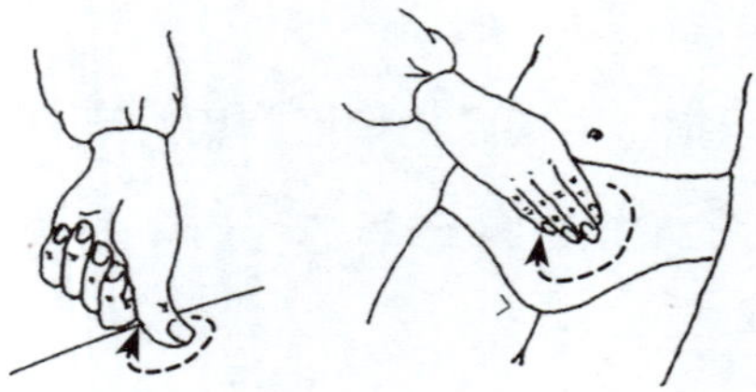

图 6–31
指揉法

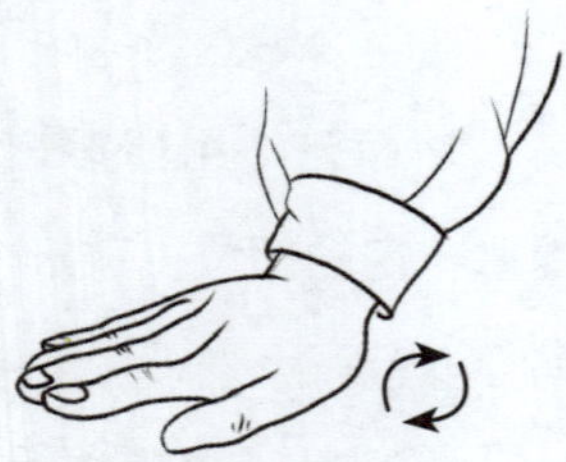

图 6–32
掌根揉法

6. 搓法 以双手掌面夹住治疗部位相对用力，以操作者的肘关节和肩关节为支点，前臂与上臂主动施力，两手做相反方向的快速搓动，并做上下来回往返移动（图 6–33）。搓法主要用于儿童上肢。

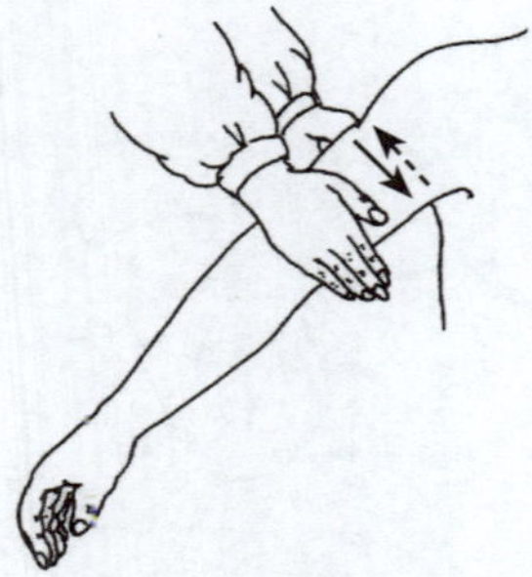

图 6–33
搓法

7. 摇法 一手托握住需要摇动关节的近端肢体，另一手握住需要摇动关节的远端肢体，做和缓的顺时针或逆时针方向的环形旋转运动（图 6-34）。摇法主要用于关节处。

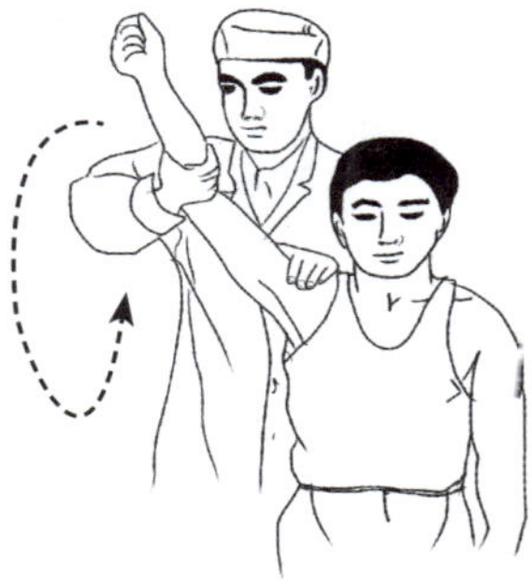

图 6-34
摇法

8. 捏脊法 捏脊法以双手的拇指与示指、中指两指，或拇指与四指的指面做对称性着力，夹持住的肌肤，相对用力挤压并一紧一松逐渐移动。可分为拇指前位捏脊法和拇指后位捏脊法。拇指前位捏脊法是用示指桡侧顶住皮肤，拇指前按，两指同时用力提拿皮肤，双手交替捻动向前（图 6-35）。拇指后位捏脊法是用拇指桡侧缘顶住皮肤，示指、中指前按，三指同时用力提拿皮肤，双手交替捻动向前（图 6-36）。

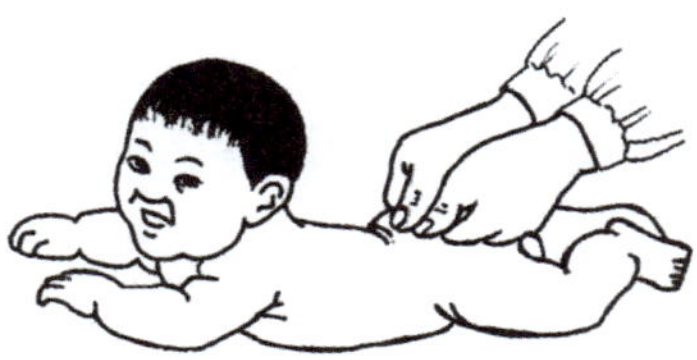

图 6-35
拇指前位捏脊法

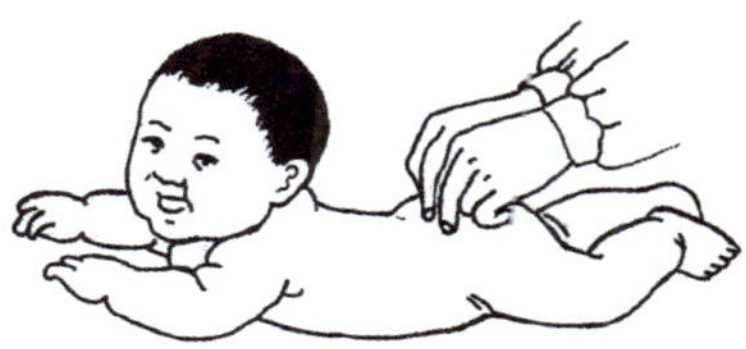

图 6-36
拇指后位捏脊法

（三）各部位的推拿方法

1. 颈项肌群推拿 用拿法拿捏肩颈部肌肉，从上到下，由内到外。分别拿捏头半棘肌、头夹肌、颈夹肌、胸锁乳突肌、斜角肌、肩胛提肌。整个过程 10～15 分钟。然后用拇指按法按揉风池、天柱、大椎、双侧肩井，每个穴位按揉 1 分钟（视频 6–1）。

视频 6–1
颈项肌群推拿

2. 肩部推拿 儿童取坐位或仰卧位，用拿法拿捏冈上肌和肩部肌肉 3～5 分钟。然后用拇指揉法按揉肩井、肩贞、肩髎、肩髃、臂臑，每个穴位按揉 1 分钟。接着双手扶住肩关节，被动顺时针和逆时针耸肩 50～60 次。最后进行肩关节外展、上举、前屈、后伸等关节被动活动（视频 6–2）。

视频 6–2
肩部推拿

3. 肘部推拿 儿童取坐位或仰卧位，用拿法拿揉肘关节局部及周围肌肉 3～5 分钟。然后用拇指揉法按揉曲池、手三里、手五里、小海、尺泽，每个穴位按揉 1 分钟。最后一手握住上臂，一手握住前臂，进行左右两侧被动的屈伸和旋前旋后活动 10～20 次（视频 6-3）。

视频 6-3
肘部推拿

4. 腕及手指推拿 儿童取坐位或仰卧位，用拿法先放松腕关节周围肌肉 3～5 分钟，然后用拇指揉法按揉内关、外关、合谷、大陵、劳宫。每个穴位点按 1 分钟。接着一手固定前臂，一手握住儿童手掌，进行腕关节的背伸方向牵拉、顺时针及逆时针环转活动 50～60 次。再用捻法对每个手指进行捻揉，每个手指约 1 分钟。最后用示指和中指夹住儿童各手指进行轻轻牵拉 8～10 次（视频 6-4）。

视频 6-4
腕及手指推拿

5. 上肢肌群推拿 用拿法从上到下拿捏三角肌、肱肌、肱二头肌、肱三头肌、肱桡肌、桡侧腕屈肌、尺侧腕屈肌、掌长肌、指伸肌等肌肉，每块肌肉 1～2 分钟，然后用拇指按法从上到下依次按揉臂臑、手五里、曲池、小海、尺泽、手三里、内关、外关。每个穴位按揉 1 分钟。最后用搓法从上到下搓揉上肢 3～5 分钟（视频 6-5）。

视频 6-5
上肢肌群推拿

视频 6-6
腰背肌群推拿

6. 腰背肌群推拿 用掌揉法从第一胸椎开始，沿脊柱两侧的肌肉从上到下进行按揉，反复数次。然后用拇指按法按揉肺俞、膈俞、脾俞、肾俞、腰阳关、命门、气海、关元和夹脊，每个穴位按揉 1 分钟（视频 6-6）。

视频 6-7
髋部推拿

7. 髋部推拿 儿童取侧卧位，用掌揉法放松髋关节周围肌群 3～5 分钟。然后用拇指按法按压环跳 2～3 分钟。接着用拇指揉法上下往返按揉腹股沟 2～3 分钟。后将儿童置于仰卧位，反复屈髋挤压髋关节数次（视频 6-7）。

视频 6-8
膝部推拿

8. 膝部推拿 儿童取仰卧位，膝关节稍屈曲，腘窝下垫一小枕，先用拇指揉法在犊鼻、血海和梁丘上按揉，每个穴位 1～2 分钟。然后将儿童翻转到俯卧位，用拇指揉法在委中上按揉 1～2 分钟。最后一手托住小腿，反复做膝关节的屈伸动作；屈伸时，小腿尽量与大腿后方贴近，并稍加按压，以起到滑利关节的作用（视频 6-8）。

9. 足踝部及脚趾推拿　儿童取仰卧位，用拇指揉法按揉解溪、昆仑、太溪、太冲和涌泉，每个穴位按揉1～2分钟。接着一手握其足跟，一手握其脚掌，稍用力将脚掌背伸，以牵拉跟腱，持续2分钟。然后反复做踝关节背伸及跖屈动作，并顺时针和逆时针分别环转踝关节30～40次。最后用捻法在脚趾上反复捻揉，从踇趾开始，每个脚趾捻揉约1分钟（视频6-9）。

视频6-9
视频 6-9
足踝部及脚趾推拿

10. 下肢肌群推拿　儿童取仰卧位，膝关节稍屈曲，在腘窝下垫一小枕，用掌揉法从上到下依次按揉股四头肌、股直肌、股外侧肌、股内侧肌、内收肌群等大腿肌肉及小腿的胫骨前肌，每块肌肉按揉1～2分钟。然后用拇指揉法从上到下按揉血海、梁丘、犊鼻、足三里、上巨虚、下巨虚。每个穴位按揉约1分钟。然后将儿童置于俯卧位，用掌揉法从上到下依次按揉臀大肌、半腱肌、半膜肌、股二头肌、腓肠肌及比目鱼肌，每块肌肉按揉1～2分钟。最后用拇指按法从上到下按揉环跳、承扶、委中、承山。每个穴位按揉约1分钟（视频6-10）。

视频6-10
视频 6-10
下肢肌群推拿

（四）其他功能性推拿方法

1. 促进呼吸和排痰 脊髓性肌萎缩症儿童呼吸系统主要为肋间肌无力、胸廓变形以及肺容量和肺通气能力降低，推拿可促进呼吸肌肌力恢复，帮助痰液排出，加强肺通气能力。①采用按揉法，用拇指按揉天突、肺俞、膈俞、中府、丰隆。该组穴位具有宽胸理气、止咳化痰的作用；除丰隆在下肢外，其他穴位均分布在胸腔周围，按揉可刺激呼吸肌的收缩，促进脊髓性肌萎缩症儿童的呼吸肌收缩能力。②采用分推法，儿童取仰卧位，以胸骨上窝至剑突为中心点，家长用双手拇指桡侧面或大鱼际肌，从上到下沿前正中线往胸廓两侧分推，反复120～160次；翻转儿童至俯卧位，胸前垫一小枕，用同样的手法，以第一胸椎至第十二胸椎为起点，往胸廓两侧分推，反复120～160次。该手法可宣肺理气、促进排痰，提高胸廓顺应性（视频6-11）。

视频 6-11
促进呼吸和排痰的推拿方法

2. 促进胃肠蠕动 脊髓性肌萎缩症儿童由于运动缺乏，胃肠蠕动功能下降，易发生厌食、胀气、便秘等情况，推拿可有效促进胃肠道蠕动功能，帮助儿童恢复脾胃运化能力。①采用指揉法，用拇指或示指、中指、无名指并拢，按揉中脘、双侧天枢、气海、关元、足三里，每个穴位按揉 1 ~ 2 分钟。②采用摩法，以示指、中指、无名指、小指四指指面或掌面着力，从中脘开始，经左侧天枢、脐下关元到右侧天枢，顺时针环形摩揉 150 ~ 180 圈（视频 6-12）。③采用捏脊法，让儿童俯卧于床上，背部保持平直、放松；家长站在儿童侧后方，两手的中指、无名指和小指握成半拳状，示指半屈，用双手示指中节靠拇指的侧面，抵在儿童的尾骨处，拇指与示指相对，向上捏起皮肤，同时向上捻动；两手交替，沿脊柱两侧自长强（肛门后上 3 ~ 5 厘米处）向上边推边捏边放，一直推到大椎（颈后平肩的骨突部位），此为捏脊 1 遍；第 2、3、4 遍仍按前法捏脊，但每捏 3 下需要将背部皮肤向上提 1 次，再重复第一遍的动作 2 次，共 6 遍，最后用两拇指分别自上而下揉按脊柱两侧肌肉 3 ~ 5 遍（视频 6-13）。

视频6-12

视频 6-12
促进胃肠蠕动的推拿方法

视频6-13

视频 6-13
捏脊法

在对儿童进行推拿前，需要将指甲修整圆滑。同时先摘除戒指等有碍操作的物品，以免发生皮肤刮伤。儿童体位要选择恰当，推拿手法要轻重合适。儿童在喜、怒、哭闹等情绪不稳定时、饥饿或饱食后，均不要进行推拿。

（蔡晶、郑韵、付晓虎、周自亮、曹朗、练振坚、刘娟、苏怡、吴燕、翟淳、李惠）

第七章 及早改善：常见异常姿势及干预

一、肘关节过伸

肘关节过伸是指肘关节在伸直时超过正常生理范围，导致关节向后过度伸展。对于患有脊髓性肌萎缩症的儿童而言，肘关节过伸的原因较为复杂。首先，肘关节周围韧带松弛是一个重要因素，韧带就像连接关节骨骼的“橡皮筋”，当它失去应有的弹性和张力时，关节的稳定性就会下降，容易出现过度伸展的情况。其次，肌力过于薄弱也是关键原因之一。肌肉作为关节活动的动力来源，若力量不足，就无法有效控制关节的运动，使得肘关节在日常活动中超出正常活动范围。此外，训练动作不规范及长期姿势不良也会对脊髓性肌萎缩症儿童的肘关节产生不良影响。不规范的训练动作可能会过度牵拉关节周围组织，而长期不良姿势会使关节处于异常受力状态，久而久之导致关节活动范围异常，出现肘关节过伸。

这种肘关节过伸若长期存在，会使关节软骨、韧带等组织承受额外的压力和磨损，进而导致关节损伤。这种损伤初期可能并不明显，但随着时间的推移，会逐渐引发疼痛，影响儿童的日常活动和生活质量。不仅如此，肘关节功能的异常还可能影响到上肢其他关节的正常运动，引发一系列连锁反应，对儿童的身体发育和运动能力发展造成阻碍。

当发现儿童出现肘关节过伸时，及时进行干预至关重要。主要通过对关节周围肌力进行增强训练来改善肘关节过伸。

1. 辅助下肘支撑训练 适用于有一定头部控制能力和双上肢支撑能力的脊髓性肌萎缩症儿童。儿童取俯卧位，双上肢屈曲、前臂支撑于床面，必要时可在儿童胸前和腋下垫一个毛巾卷，通过维持前臂支撑动作以增强上肢屈曲肌群。功能较强的儿童可尝试四点支撑位，为了给予他们足够的支持、防止损伤，家长可以将自己双腿放置于其腹部下方，起到一定的托举作用，帮助儿童身体进行减重，家长可同时以手掌握持儿童的肘关节，辅助其支撑的同时可起到固定肘关节、避免过伸的作用。

2. 推物训练 儿童取坐位，双上肢置于前方桌面上，肩前屈 80° 左右。家长可以在前方放置一个可以推拉的物体，如一个带有把手的小箱子或者玩具（图 7-1），然后让儿童有控制地进行肘关节的屈伸训练，通过推动和拉回物体，锻炼肘关节周围的肌力，增强肌肉对关节的控制能力，进而改善肘关节过伸的问题。家长在训练时需在儿童后

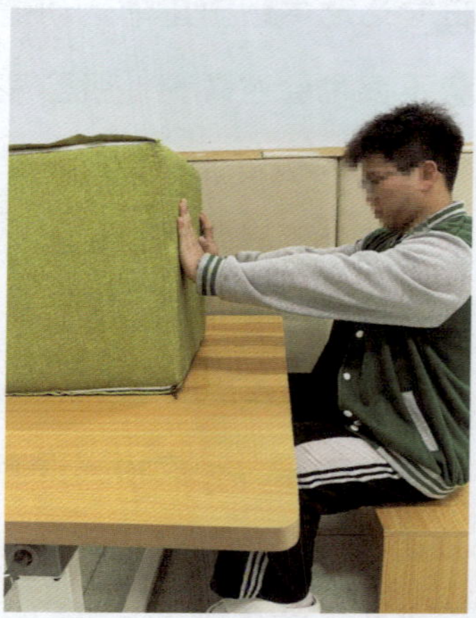

图 7-1
坐位下推物

方帮助固定其肩部和躯干，以尽量避免代偿运动。家长可通过调整小箱子或玩具的重量和体积，来控制训练的难度和强度。

在进行以上训练时，一定要遵循循序渐进的原则，逐步增加训练量，切不可急于求成，否则可能会对孩子的关节造成损伤。同时应注意避免长时间处于同一姿势，家长可以定时帮助孩子调整姿势，适当进行一些简单的关节活动，促进关节的灵活性和肌肉的放松。

二、腕关节尺偏

腕关节尺偏是指手掌向小手指方向偏移。从解剖学和运动生理学的专业角度分析，尺偏运动是手部实现精细动作和有效发力的重要基础。正常的尺偏范围对于完成日常生活中的诸多动作（如握笔写字、使用餐具、操作工具等）有着重要意义。但过度尺偏会影响手部的抓握、拿捏等功能，如在抓握较大物体时，如果尺偏过度，手部就无法充分张开，难以完成稳定的抓握动作；在进行一些需要精确控制力度和方向的操作（如系纽扣、使用筷子）时，也会导致动作笨拙、难以完成。

脊髓性肌萎缩症儿童尺偏的成因较为复杂，其中肱桡肌无力是关键因素。脊髓性肌萎缩症儿童的肱桡肌力量薄弱，使得腕关节在抗重力运动时不能维持于正常位置。此外，关节周围肌力不平衡也是导致尺偏的重要原因。脊髓性肌萎缩症会影响儿童肌肉的发育和力量发展，使腕关节周围肌力失衡。当然，长时间处于相同的静态姿势，也是不可忽视的因素。脊髓性肌萎缩症儿童可能因身体状况，常长时间保持某一种姿势不动，这种长时间的静态姿势会让腕关节周围的肌肉、韧带等组织一直处于紧张或松弛状态，久而久之就会导致关节适应性的挛缩，使关节活动范围逐渐受限，最终引发腕关节尺偏。

当发现儿童出现腕关节尺偏时，及时有效的干预十分必要。主要可以通过被动和主动的软组织牵伸、适度的肌力训练和姿势管理等方法来进行改善。

1. 被动活动腕关节 取仰卧位，家长可以对儿童手腕部进行被动–主动运动，家长上方手握住儿童前臂近腕部，下方手握住儿童的手掌，缓慢地将儿童的手腕向拇指一侧（桡侧）行桡偏、背伸方向运动，动作要轻柔、缓慢，避免给儿童造成疼痛或损伤。

2. 拇指触碰物品 儿童和家长都取坐位，双手置于桌面上，在靠近拇指侧放置一些儿童感兴趣的物品（如色彩鲜艳的小玩具、可爱的小贴纸）让儿童用拇指去触碰，在游戏过程中，训练角度可以根据儿童能力随时进行调整，如果儿童功能较弱，可以将物品放置得离拇指较近，随着儿童能力的提升，逐渐增大距离和训练角度，这样可以循序渐进地增强儿童腕关节的活动能力和肌力。

家长在日常管理儿童的过程中要注意，不要让儿童腕关节长时间处于尺偏、掌屈的位置，在儿童睡觉时，家长适当调整其手部的摆放位置，可使用一些柔软的垫子或辅助工具来帮助儿童保持手腕的正常姿势，避免手腕在睡眠中不自觉地偏移于尺偏、掌屈状态。另外，在设计儿童的日常活动时，要多以桡偏、背伸方向进行运动。例如，可以和孩子一起玩扔球/接球的游戏（功能较弱的儿童可选择抛接气球，因为气球较轻，下落时速度缓慢，可以为儿童上肢肌群提供反应的时间），在扔球和接球的过程中，儿童的手腕会自然地做出桡偏、外展的动作；也可以让孩子参与一些简单的手工活动，如折纸、串珠子等。这些活动都能很好地锻炼腕关节的灵活性，促进腕关节的灵活度，帮助孩子改善腕关节尺偏的情况。

三、手指屈曲

手指屈曲是脊髓性肌萎缩症儿童较为常见的手部功能异常状况。主要表现为手指皮肤及屈指肌、肌腱的短缩现象。这一变化直接导致伸指功能受限，使得手指无法自如地达到全关节活动范围，在伸展时遇到阻碍，无法像正常手指那样灵活地活动，对儿童的日常生活和手部功能的发挥产生诸多不利影响。

脊髓性肌萎缩症儿童手部关节周围的肌肉在力量发展上不均衡，部分肌力过弱，无法与其他肌肉协同工作，从而打破了正常的肌力平衡。同时，神经传导亦出现问题，导致手部肌群无法正常收缩。另外，长期处于制动状态也是导致手指屈曲挛缩的重要因素。如果脊髓性肌萎缩症儿童长期紧握拳头或者手指弯曲放置，得不到充分的伸展和放松，关节周围的组织就会逐渐挛缩，就会增加手指屈曲的风险，进一步限制手指的正常活动。因此，当发现儿童出现手指屈曲时，及时有效的干预十分必要。

1. 放松与牵伸 首先放松手指屈曲部位的皮肤，使皮肤变得柔软，更容易获得感觉信息的输入，同时对手指屈曲的肌群及肌腱进行挤压放松，再进行牵伸，在牵伸过程中，动作需要轻柔缓慢，施加的力量也要循序渐进，密切观察儿童的表情、询问其感受，确保动作不会给儿童带来不适。

2. 增加神经肌肉的传导 通过对手指背部皮肤以及指尖进行刺激，如刷、擦、挠等动作，可以刺激皮肤上的触觉小体和神经末梢，将信息传至大脑，增加手指和手掌的感知能力，帮助儿童更精确地感知和控制手部的动作。

3. 诱导手指进行伸展 在脊髓性肌萎缩症儿童手指屈曲的情况下，初期家长可以轻轻握住儿童的手指，通过辅助儿童肌肉收缩的方式，引导儿童将手指打开。随着儿童手指伸展能力的逐步提升，可以利用一些儿童感兴趣的玩具等物品，激发儿童主动伸展手指的意愿，慢慢学会自己伸展手指，锻炼手指的自主活动能力。

4. 姿势管理 避免儿童长时间手指屈曲，若达到一定时间后，会加重手指的屈曲程度。如果儿童无法主动调整姿势，家长需要在一定时间后，对儿童进行被动调整，帮助其变换手部姿势，让手指得到充分的放松和活动。日常密切观察儿童的手形，不正确的抓握姿势会加重手指屈曲的程度。此外，辅具或矫形支具的合理使用也十分重要，它能够在一定程度上限制手指过度屈曲。每日为儿童设计丰富多样且合理的活动，以促进手指伸展和增强手指力量，例如让儿童参与一些简单的拼图游戏，拼图的过程中，需要用手指拿起拼图块并准确地放入相应位置，能有效锻炼手指力量及灵活性；通过堆积木可以练习手指的抓握和放置动作，增强手指的控制能力，帮助儿童手精细功能的改善。

四、髋关节半脱位、脱位

脊髓性肌萎缩症儿童髋关节半脱位、脱位的主要原因是髋关节周围肌肉无力、肌张力低下导致关节稳定下降，最终导致股骨头从髋臼中脱出。而相关肌肉或骨骼长期异常受力或体位限制（如轮椅依赖）会增加髋关节半脱位或脱位的概率。当儿童出现髋关节屈曲挛缩、髋关节内收内旋模式、骨盆倾斜、下肢无法负重、髋关节被动外展受限、双下肢不等长等情况时，则可能存在髋关节脱位或半脱位的风险，需要到专业的医疗机构进行影像学检查并评估。

在居家环境下可以通过以下方法预防或减缓髋关节脱位、半脱位的发展：①科学的体位管理，尤其是对于坐位姿势的设定，需要注意双侧脊柱和骨盆的对称性，必要时可使用矫形座椅（见第四章“三、体位管理及矫形支具的适配”）；②适当的下肢负重，可强化髋关节周围肌群、刺激髋臼的发育、提高髋关节稳定性，功能较弱的儿童可配合站立架、站立床、下肢矫形器等器械和支具，以维持良好的站立姿势，减少关节和相关肌肉的异常受力（见第四章“三、体位管理及矫形支具的适配”）；③紧张肌群的牵伸训练，日常可通过牵伸髋的屈曲肌群和内收肌群，来缓解这些肌群的紧张度（见第六章“一、关节活动范围检查与居家牵伸训练”）；④松弛肌群的力量训练，日常可通过刺激髋的伸展肌群和外展肌群的主动收缩，来提高儿童对这些肌群的控制性和力量，最终提高髋关节的稳定性（见第五章“四、肢体肌力训练”）。

除居家康复干预外，必要时需要按医嘱定期随访，以监测髋关节脱位的发展情况。

五、骨盆前倾

由于脊髓性肌萎缩症儿童的下腰部肌群、屈髋肌群（髂腰肌、股直肌等）紧张短缩，腹部肌群、臀肌和大腿后侧肌群无力、髋关节发育异常等原因，身体为了适应自身结构、调整身体重心、维持平衡而表现为骨盆入口平面前倾、腰椎前凸曲度增大的“挺腰凸肚”姿势。

骨盆前倾使儿童为了维持身体直立位平衡而迫使躯干、下肢作出一系列代偿性改变，最后引起身体力学对线异常，影响体态和步态。其中躯干代偿性改变除腰椎过度前凸外，还兼有胸椎后凸、颈椎前凸过度，使躯干在步行中的协调运动明显受限，且骨盆前倾过度是导致儿童步行高能耗的首要因素，因此，需要通过一些特定的方法进行干预。

1. 仰卧位桥式运动 儿童仰卧于垫子或床上，屈髋屈膝、双足平放于垫面，双膝打开与骨盆同宽，臀部缓慢抬离床面至大腿与躯干成一直线，后再缓慢放下臀部，能力强者可在动作的终末位置维持数秒后再放下臀部。必要时家长可双手放置在儿童骨盆处以辅助发力和控制骨盆活动的对称性，需要避免臀部抬离床面过高诱发腰椎过度前凸代偿。

2. 侧卧位屈伸腿 儿童侧卧垫子或床上，家长坐于儿童身后，一手搭在骨盆上起固定作用，另一手扶住上方下肢的小腿或膝部，并令该侧的髋稍外展至大腿与床面平行、膝关节屈曲，让儿童在侧卧位上进行髋关节的屈伸主动运动；髋关节的屈曲幅度尽量大，必要时家长可给予适当的辅助。运动过程注意中头、躯干和骨盆在同一直线上，骨盆必须中立，避免在运动过程中出现骨盆的前倾或后倾的代偿以及腰椎前凸加重。

3. 僵虫式 儿童仰卧位，双臂伸直上举，与肩同宽，掌心相对；双下肢打开与肩同宽，双髋、膝屈曲 90° 能力好的儿童可将小腿抬高至与床面平行，必要时家长可辅助其抬高小腿（图 7-2）。训练时左上肢和右下肢伸展至贴近床面，维持约 1 秒后返回起始动作，而后右

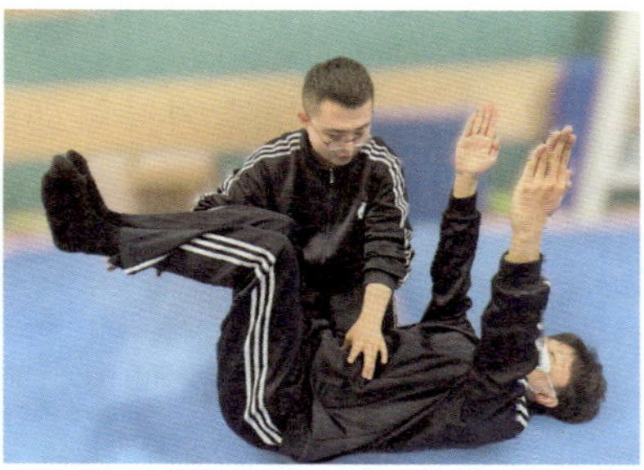

图 7-2
僵虫式

上肢和左下肢再进行伸展动作，可视儿童情况每次重复 5 ~ 10 组；训练时保持呼吸匀称，避免憋气。

六、弓背坐

脊髓性肌萎缩症儿童的背部和腹部肌肉肌力和控制能力弱、肌张力低，导致其躯干、脊柱难以维持直立姿势，所以儿童可能会采取躯干前屈、双上肢向前伸展以支撑床面的姿势来维持坐位。这种弯腰驼背的坐姿可能会影响脊柱或胸廓的发育，导致胸腔受压，降低儿童的心肺功能下降，进一步降低儿童的活动能力。因此，需要通过一些特定的方法进行干预。

1. 巴氏球上训练　儿童俯卧于巴氏球上，家长位于儿童身后，双手置于其身体两侧，固定其骨盆及髋部。家长控制巴氏球缓慢向前方滚动，以此来诱发儿童抬头，促进其脊柱伸展、双手向前支撑等主动运动。家长在训练时务必注意球滚动的速度和幅度，防止儿童跌落受伤。

2. 坐位脊柱抗重力伸展训练　儿童盘腿坐于床上或端坐于高度合适的凳子上，家长坐于儿童身后，双手扶住儿童骨盆，在儿童前方稍大于臂长且与额头等高的位置放置食物、玩具等物品，诱导儿童躯干尽量向上伸展、前倾，完成双手取物。必要时家长可在儿童后方扶托起胸部，辅助躯干伸展；运动过程中应避免头过度后仰、上肢屈曲、耸肩等代偿动作。

七、足内翻

足内翻是指足部向内侧翻转，导致足底朝内、足背朝外的异常姿势。脊髓性肌萎缩症儿童出现足内翻的原因主要是由于肌肉无力、肌力失衡及长期姿势异常。严重的足内翻畸形可能引起足部疼痛及睡眠障碍，更有甚者会导致关节挛缩变形。在足内翻出现的初期，家长可使用一些方法，以减少或延缓足内翻。

1. 手法牵伸 家长扶持儿童的踝部和足底，将足部向外翻方向牵伸（见第六章“一、关节活动范围检查与居家牵伸训练”）。

2. 斜板牵伸训练 将两个斜板平行放置，低侧相对；双足打开与肩同宽，儿童立于斜板上，使足外侧高于足内侧，站立时尽量使整个足底与斜板相接触（图 7-3）。家长可选择能调节高度的斜板，以便更好地根据儿童足内翻的程度调节斜板的倾斜度；不能独站的儿童可使用站立架或家长扶持以维持站立位，训练时注意避免膝过伸。

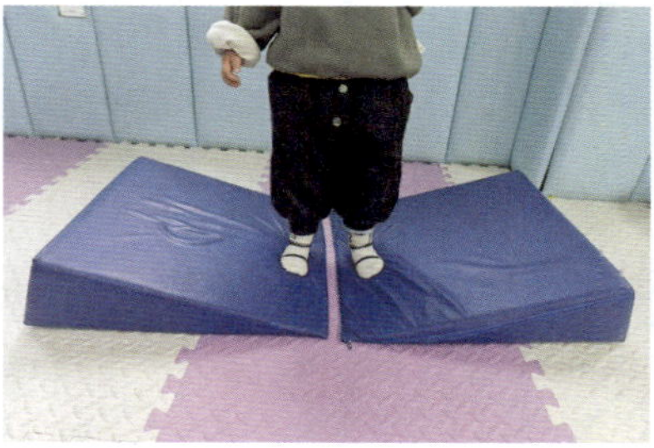

图 7-3
斜板牵伸训练

3. 弹力带训练 家长与儿童相对而坐，将弹力带套在儿童前脚背上，拉住弹力带，嘱儿童抵抗弹力带拉力主动踝背伸，每 10

次为一组，每次可做3～5组；儿童取端坐位，双足平放于地面上，家长在其足部外侧施加阻力，同时让足部主动向外翻方向作抗阻的主动活动。若儿童肌力较差，则可不施加阻力，仅进行踝背伸、足外翻的主动活动，必要时家长亦可施加的一定的助力辅助其完成动作。

八、扁平足

脊髓性肌萎缩症儿童扁平足是一种常见的足部形态异常，表现为足弓低平、塌陷或消失，导致足底内侧与地面接触面积增大。由于相关肌肉发生失用性萎缩，对足弓的支撑力量减弱，无法维持足弓的正常形态，在重力作用下，足弓就容易逐渐塌陷，加上活动减少，韧带缺乏正常的肌力牵拉和动态稳定作用，会逐渐变得松弛。松弛的韧带无法有效地固定足骨，这会使足部肌肉和韧带得不到正常的锻炼和应力刺激，不利于维持足弓的形态和功能。另一方面在站立或移动时，脊髓性肌萎缩症儿童的身体重量可能无法均匀地分布在足部，而是更多地集中在某些特定区域，导致足弓承受的压力异常。长期的异常负重会逐渐破坏足弓的结构，使其变得低平，最终形成扁平足。扁平足会使儿童行走时足部的力学结构发生改变，出现异常步态，身体重心偏移，影响行走的稳定性和协调性。由于足弓无法有效地缓冲行走时的冲击力，足部肌肉和关节需要承受更大的压力，儿童行走时容易感到疲劳，行走耐力明显下降，不能长时间行走或参与较多运动。随着年龄的增长和活动量的增加，扁平足会导致足底筋膜、肌肉和韧带等组织受到过度牵拉和压力，引起足部疼痛。因此，需要通过一些特定方法进行干预。

1. 强化足底本体感觉 儿童取坐位，将按摩球放在其足底，令儿童轻踩按摩球并前后左右缓慢移动，使按摩球上的凸起物能充分刺激足底；能力较强者也可以独立或家长扶持下在沙滩或草地上行走，其间家长需要注意儿童安全，避免摔倒受伤。

2. 足底小肌群力量训练 儿童取坐位，将毛巾放在脚下，嘱儿童用脚趾抓起毛巾，再放下，重复 20～30 次。

3. 鞋及鞋垫的选择 扁平足的脊髓性肌萎缩症儿童应根据脚掌长宽进行选择，不能穿鞋跟高、鞋面窄的鞋，应选择贴合性较好的鞋，最好选择有足弓承托的鞋垫，以维持足弓良好姿势。

九、脊柱侧弯

脊柱侧弯是一种脊柱的三维畸形，在脊髓性肌萎缩症儿童中发生率高于 60%。该疾病通常具有较早发病、进展迅速的特点，并且在骨骼发育成熟后仍可持续进展。儿童表现为脊柱侧凸、后凸、旋转以及骨盆倾斜等症状。既往研究显示，2 型脊髓性肌萎缩症儿童平均发生脊柱侧弯的年龄为 4.3 岁；3 型脊髓性肌萎缩症儿童为 9.8 岁。不同类型的脊髓性肌萎缩症儿童脊柱侧弯的进展速度有所差异，2 型脊髓性肌萎缩症儿童进展速度为 8°/ 年，无法独走的 3 型脊髓性肌萎缩症儿童为 3°/ 年，能够独走的 3 型脊髓性肌萎缩症儿童为 0.6°/ 年。即便采取了疾病修正治疗，脊髓性肌萎缩症儿童依然可能发生脊柱侧弯。脊柱侧弯一旦形成，便会对儿童的多个方面造成显著影响，包括肢体运动能力、心肺功能、步态、站立、坐位、平衡、躯干稳定性、日常生活活动、疼痛，以及对自我形象和社交互动的影响。

建议每 3 ~ 4 个月进行康复评估时，常规进行脊柱体格检查。同时，儿童每年应进行一次全脊柱正侧位 X 线检查，且检查时尽量选择坐位或站立位等直立姿势。如果脊柱侧弯角度大于 20°，则需要每 6 个月进行一次监测，直到骨骼发育成熟；之后每年监测一次。此外，还应监测儿童的疼痛、呼吸功能、脊柱后凸、骨盆倾斜、功能状态、躯干失衡及肋骨畸形等问题。

日常确保儿童在坐姿时脊柱保持直立。可以通过矫形支具及定制矫形座椅帮助维持正确姿势。站立时，要使用站立架或辅助设备来保持直立姿势。矫形座椅高度应适合儿童的身高，并定期更换坐姿。长时间固定坐姿会增加脊柱侧弯的风险，因此，家长需要提醒儿童经常变换坐姿。

有研究提示，颈部旋转角度与脊柱侧弯的侧弯角度呈负相关。因此对于脊髓性肌萎缩症儿童，在日常锻炼中，要注重保持良好的颈部旋转活动度，增加颈部被动旋转、主动旋转训练。通过加强头部控制、躯干力量等训练，提高儿童的轴向肌群力量，这对于预防脊柱侧弯至关重要。

因每位儿童的情况不同，训练内容应根据个体情况进行调整。建议训练在专业人员指导下进行，确保儿童的安全。同时脊髓性肌萎缩症儿童的肌力较弱，训练时要避免过度负荷，以免造成损伤。以下为脊柱侧弯矫正性训练的方法，同时所有患脊柱侧弯的脊髓性肌萎缩症儿童需要进行核心肌力训练（见第五章“五、躯干和核心肌力训练”）。

1. 不能独坐者 训练动作主要以卧位为主，避免对脊柱和肌肉造成额外压力。以脊柱胸椎右侧为凸侧举例：①跪位牵伸，让儿童跪坐在脚后跟上，手臂向前伸展，锁骨靠近床面，将右侧手腕及右膝垫高，每次牵伸 2 分钟，重复 3 次。需要注意观察儿童的呼吸情况，避免气道受阻（图 7-4）；②侧卧位牵伸，让儿童右侧卧位，使用半圆形滚筒或浴巾卷垫高脊柱侧弯部位，左手在头上方伸展，保持 5 分钟（图 7-5）；③巴氏球侧卧位牵伸：适合年龄较小的儿童，让儿童右侧卧于巴氏球上，左手向上延伸，保持 1～2 分钟。

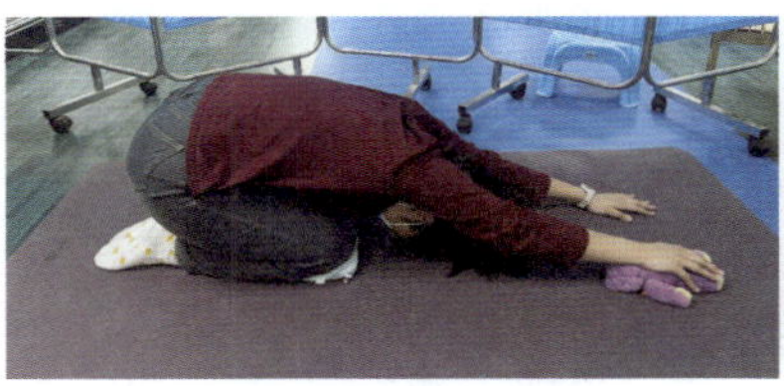

图 7-4
跪位牵伸

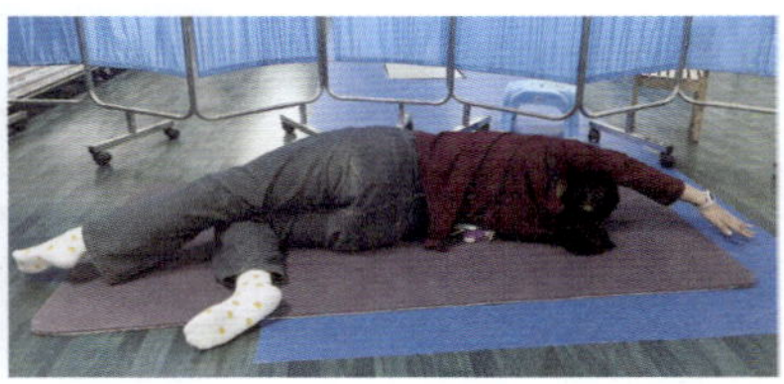

图 7-5
侧卧位牵伸

2. 能独坐者 以脊柱胸椎右侧为凸侧举例：①跪位牵伸，臀部跪坐在脚后跟上，手臂向前伸展，躯干弯曲令锁骨尽量靠近床面，垫高右侧手腕及右膝，每次 2 分钟，重复 3 次；②跪位移动训练，跪坐在脚后跟上，手臂向前伸展，锁骨靠近床面，骨盆维持稳定，慢慢使双手向右侧移动，使脊柱向左侧矫正，每组 20 次；③侧卧位牵伸，右侧卧位，使用半圆形滚筒 / 浴巾卷垫高脊柱侧弯部位，左手头上方伸展，每次维持 5 分钟；④坐位上肢上举，儿童坐在稳定的凳子上，左上肢扶墙，右手叉腰，用力使左手向上方伸展，帮助打开胸廓并进行深呼吸，每个动作维持 10～20 秒，重复 10～20 次；⑤四点跪位简易版，具有四点跪能力的儿童可选择此动作进行训练，膝盖与髋同宽，在右侧膝盖及手下放一个小公仔或软垫，稳定后可向前伸展左侧上肢，使脊柱向左上方运动（如儿童较难维持稳定，家长可对手或腹部提供辅助），每个动作维持 10～20 秒，重复 10～20 次；⑥燕子飞，此动作适合背部力量较强的儿童，儿童取俯卧位，左手向前伸展，右手自然平放于高度合适的瑜伽垫上，呼气时，用力向上向前伸展左手，同时向后伸展双腿，该动作维持 10～20 秒，重复 10～20 次（图 7-6）；⑦日常生活坐姿矫正性训练，对于脊柱胸腰段侧弯的儿童，坐位时可以将左肘扶于一个增高的平面上，使身体重心向左侧移动。

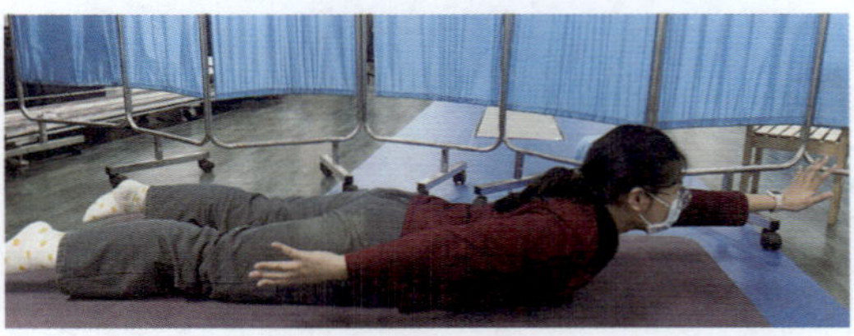

图 7-6
燕子飞

3. 能独走者 以脊柱胸椎右侧为凸侧举例：①跪位牵伸，臀部跪坐在脚后跟上，手臂向前伸展，躯干弯曲令锁骨尽量靠近床面，垫高右侧手腕及右膝，每次2分钟，重复3次；②四点跪位简易版，此动作适合具有四点跪能力的脊髓性肌萎缩症儿童，膝盖与髋同宽，在右侧膝盖及手下放一个小公仔或软垫，稳定后可向前伸展左侧上肢，使脊柱向左上方运动（如儿童较维持稳定，家长可对手或腹部提供辅助），每个动作维持10～20秒，重复10～20次；③四点跪位进阶，膝盖与髋同宽，在左侧膝盖下放一个毛巾，稳定后左侧上肢向前伸展，右侧下肢向后伸展，如完成较为困难，可单独伸展左侧上肢或右侧下肢。该动作维持20秒，重复20次（图7-7）；④站立侧屈训练，站立于地上，双手平举，然后向右侧侧屈身体，使左上肢高于右侧，脊柱向左侧矫正。该动作维持20秒，重复20次（图7-8）；⑤“像池塘上的青蛙”，跪坐在脚后跟上，左侧放两块左右瑜伽砖叠在一起，左手撑于砖上，左肘关节屈曲，右手放于右肩，吸气时使身体向左侧移动，左手向下用力，使脊柱向左侧矫正。该动作维持20秒，重复20次（图7-9）；⑥站立位“肌肉气缸”，左足单足站立，右下肢放于平稳的椅子上，双手置于双肩，打开胸廓，下颌向右稍稍旋转，头向上延伸，用力使脊柱向左矫正（避免骨盆前倾，收紧核心）维持20秒，重复20次（图7-10）。

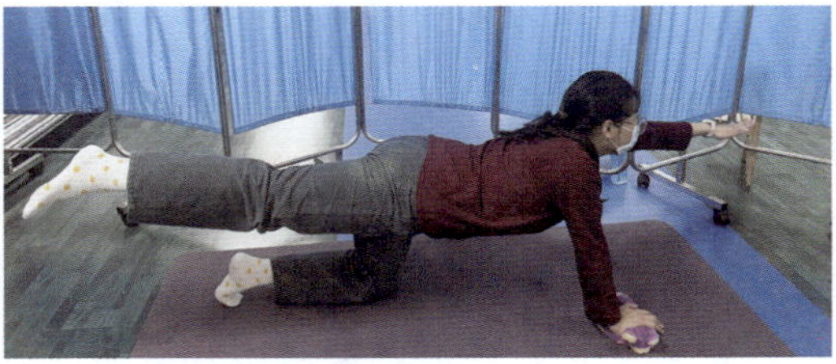

图 7-7
四点跪位进阶

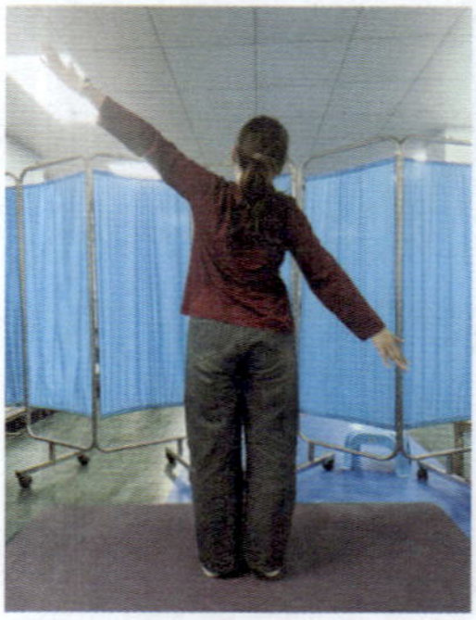
图 7-8
站立侧屈训练

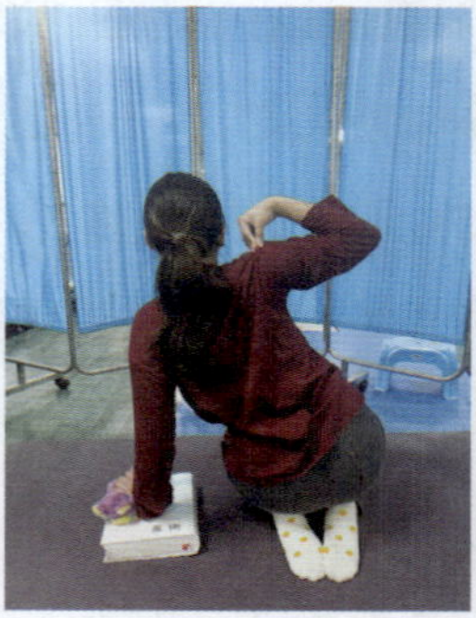
图 7-9
“像池塘上的青蛙”

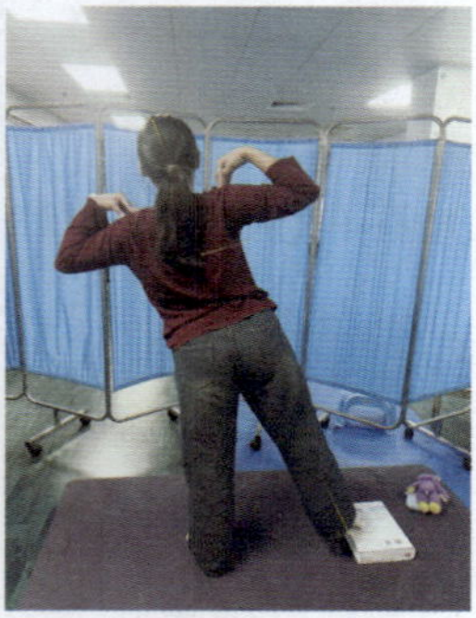
图 7-10
站立位“肌肉气缸”

家长在脊柱侧弯训练中扮演着重要角色。除了参与康复训练外，家长还应定期参与家庭康复训练，学习如何正确实施每个训练动作，了解如何根据儿童的情况灵活调整，实施正确的训练指导；管理并确保儿童在日常生活中的姿势是正确的，避免长时间处于不良姿势中；对于功能较好的脊髓性肌萎缩症儿童，脊柱侧弯还可能影响其外貌和体态，家长需要给予儿童足够的情绪及心理支持，帮助他们建立健康的身体形象和自信心。

脊髓性肌萎缩症儿童的异常姿势表现繁多。在肌张力低下、肌力不平衡或无力等因素影响下，脊髓性肌萎缩症儿童的肌肉、骨骼等组织间的活动、协调会出现异常，导致继发的关节挛缩或畸形，严重者甚至影响孩子的心肺、平衡、进食、吞咽等功能，并很可能出现疼痛、神经系统牵拉或压迫、营养不良等继发问题，进一步加重脊髓性肌萎缩症儿童本身存在的运动功能障碍和运动模式异常，形成恶性循环。合适的康复干预能尽可能地帮助脊髓性肌萎缩症儿童平衡肌力、改善运动模式、预防或减缓肌肉挛缩和骨骼畸形。干预的方式、强度、时长需要根据孩子的年龄、功能障碍程度、是否存在畸形、畸形的程度和部位等自身因素进行调整；而居家环境有利于家长根据儿童的具体情况来调节干预时间和时长，防止儿童出现运动疲劳感。为避免儿童在训练过程中出现损伤，建议在训练前先到专业的医疗机构进行咨询和评估，以选择合适的训练方式和强度。必要时需要配合科学的体位管理和合适的矫形支具来改善异常姿势。

（黄琴蓉、郑韵、徐丹、王筱玥、彭朋、王超、周自亮、戴苗）

第八章 通畅无阻：呼吸与语言功能训练

一、呼吸功能评估

脊髓性肌萎缩症儿童的呼吸功能评估是疾病管理中不可或缺的一部分。脊髓性肌萎缩症儿童家庭呼吸功能评估需要结合症状观察、简易仪器监测及功能测试，早期发现异常并及时干预。主要评估内容包括胸廓外形评估、临床症状评估与记录、无创仪器监测以及家庭简易呼吸功能评估。

（一）胸廓外形评估

胸廓是由骨骼及附着在骨骼的肌肉共同构成，通过肋骨和肌肉的协同运动，实现肺部的扩张和收缩，是维持有效呼吸功能的重要部分。

1. 正常儿童的胸廓 在新生儿期，胸廓外形近似三角形，表现为胸廓上部较窄、下部较宽，颈部较短，上臂通常呈屈曲内收状态。此阶段以腹式呼吸为主。随着儿童运动能力的逐步发展，如翻身、端坐、独站等运动里程碑的达成及抗重力体位的出现，儿童的胸廓外形发育成近似成人的梯形或矩形；与此同时，由于重力因素的影响，肋骨走行方向逐渐由水平变为斜向下，肋间肌也逐渐发育成熟，这一系列变化使得儿童的呼吸模式从最初的腹式呼吸变为更为高效的胸腹联合呼吸。

2. 脊髓性肌萎缩症儿童的胸廓　1 型脊髓性肌萎缩症儿童的胸廓外形呈现为新生儿时期的三角形胸廓，也称之为“钟型胸”；2 型脊髓性肌萎缩症儿童胸廓外形发展较为成熟，但由于常合并胸段脊柱侧弯，因此会出现双侧胸廓的不对称。相比之下，3 型脊髓性肌萎缩症儿童胸廓外形几乎不受限。对于存在胸廓问题的儿童，早期发现至关重要，通过辅助器具的应用及体位的调整可以有效促进胸廓向成熟形态发育，减少甚至逆转胸廓形变，从而提升呼吸效率。

（二）临床症状评估与记录

1. 症状评估　记录静息或活动时是否出现气促、鼻翼扇动、胸腹矛盾呼吸（吸气时腹部内陷）等呼吸困难症状；评估咳嗽强度（能否有效咳痰）、频率及痰液性质（黏稠、稀薄）；观察夜间是否频繁觉醒、打鼾、晨起头痛或日间嗜睡等睡眠质量欠佳的信号。

2. 呼吸频率监测　在儿童安静的状态下（非哭闹、进食后），计时 1 分钟，记录胸廓起伏次数；一般婴幼儿胸廓起伏次数为

＜40 次 / 分；儿童为＜30 次 / 分。若呼吸频率持续增快（＞参考值）或呼吸节律不齐需警惕呼吸衰竭风险，必要时需要到医疗机构向专业人士求助。

3. 呼吸肌耐力测试 儿童平静呼吸时，令其尽量缓慢呼气，计算其最长呼气时间。儿童正常值为＞5 秒、婴幼儿为＞3 秒。若呼气时间缩短提示呼吸肌无力或气道分泌物潴留。

4. 血氧饱和度监测 可采用家用指夹式或腕式血氧仪进行监测，每日早晚在静息状态下各测 1 次，记录数值；活动后（如进食、康复训练）30 分钟内追加测量；如有条件的可夜间连续监测。亦可采用具备夜间连续记录功能的便携式血氧仪，连续监测 3～5 天，记录最低数值及持续时间。若血氧饱和度小于 94% 需要求助相关专业人员或到医院治疗。

5. 咳嗽峰流速测量 使用儿童适用的便携式峰流速仪，令患儿坐位，深吸气后用力咳嗽，记录 3 次，数值最高者则为峰值；每周测量 1 次并记录数值以作前后对比。若数值小于 160 升 / 分钟则提示咳嗽效能不足，需要加强排痰干预。

二、胸廓和脊柱形态管理

呼吸不仅是维持正常气体交换的手段，同时与运动能力高度相关，脊髓性肌萎缩症呼吸管理是多学科诊疗中最重要的一环，需要临床和康复紧密配合。当出现通气不足时，应尽早开始通气支持，此部分主要在康复科和呼吸科医生指导下进行。居家呼吸康复主要包括维持胸廓和肺的顺应性、气道清除和呼吸肌肌力训练。训练中需注意，根据每个个体的不同情况选择具体的训练方法及强度，避免出现呼吸困难及疲劳。

维持胸廓顺应性

胸廓就像一个由骨骼和肌肉组成的笼子，保护着心肺等重要器官。胸廓顺应性描述的是胸廓在受到外力时，能够扩张和收缩的容易程度。如果胸廓很容易在外力作用下发生变形，就说明胸廓顺应性高；反之，就是胸廓顺应性低。

1. 生理意义。

（1）保证正常呼吸：胸廓顺应性正常才能保证呼吸运动顺利进行。吸气时，胸廓需要扩张以增加胸腔容积，使空气能够顺利进入肺部；呼气时，胸廓又要弹性回缩，帮助排出肺部气体。

（2）维持肺功能：合适的胸廓顺应性有助于维持肺内气体的交换和分布。如果胸廓顺应性出现异常，可能会导致肺通气不足或过度，影响氧气和二氧化碳的交换，影响各器官氧供，进而影响身体各器官的正常功能。

2. 影响因素。

（1）胸廓的弹性结构：胸廓的骨骼、关节和肌肉等结构的弹性和柔韧性对胸廓顺应性影响很大。例如，老年人的胸廓骨骼可能会出现骨质增生、关节僵硬等情况，导致胸廓弹性下降，顺应性降低。

（2）呼吸肌的状态：呼吸肌的力量和耐力也会影响胸廓顺应性。呼吸肌发达且功能正常时，能够更有效地带动胸廓的扩张和收缩，使胸廓顺应性保持在较好的水平。相反，呼吸肌萎缩或疲劳时，胸廓的运动就会受到限制，顺应性下降。

（3）胸壁完整性：胸壁的完整性对胸廓顺应性至关重要。如果胸壁损伤，如肋骨骨折、气胸等，会破坏胸廓的正常结构和力学平衡，导致胸廓顺应性发生改变。

3. 胸廓与呼吸肌训练方法。

（1）牵伸肋间肌（适用于 1 型、2 型、3 型脊髓性肌萎缩症儿童）：先沿着肋骨间隙由内向外按摩肋间肌（图 8-2），再进行呼吸肌牵伸训练：①侧卧位牵拉，令儿童侧卧，躯干与床面垂直，胸部下方垫以高度合适的小枕头，家长站在其身后，一手搭着其肩部、一手搭着其髋部，两手同时轻柔下压，至终末端维持 10 秒以上，以牵拉对侧上方肋间肌（图 8-1）；②令儿童仰卧位，双髋、膝屈曲 90°，一侧上肢上举至耳朵旁，家长站在其上举上肢的对侧，一手固定上举侧肢体的肩部、一手扶持对侧髋部并使其向对侧移动，使躯干向对侧旋转，至终末端维持 10 秒以上，以牵拉胸肌与肋间肌（图 8-2）。

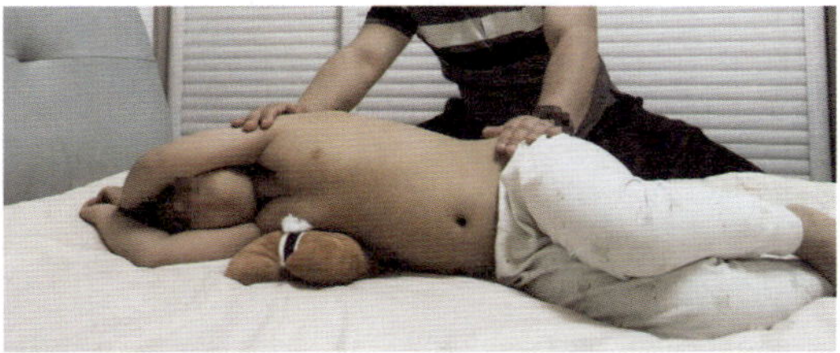

图 8-1
侧卧位肋间肌牵伸

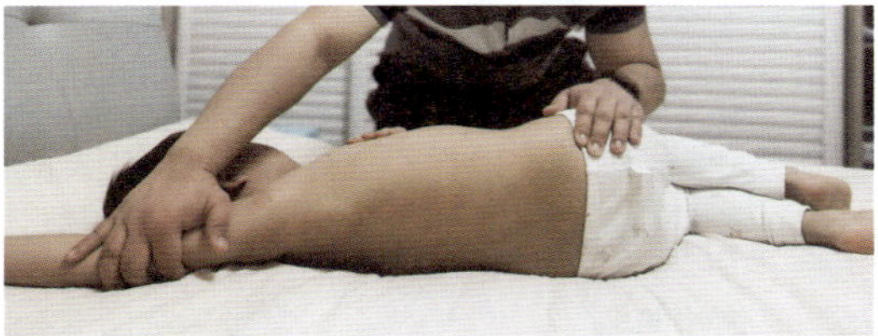

图 8-2
仰卧位肋间肌牵伸

（2）胸廓主动牵伸（适用于2型、3型脊髓性肌萎缩症儿童）：①儿童取坐位，吸气时双臂上举至耳朵旁，呼气缓慢放下，必要时家长可给予辅助；②儿童取坐位，双臂向前伸展，吸气时双臂向两侧展开，呼气时返回，必要时家长可给予辅助；③侧弯呼吸：儿童取坐位，一侧上肢上举至耳朵旁、对侧上肢叉腰，吸气时向叉腰侧弯曲，呼气时恢复，家长需要在旁保护，避免摔倒受伤，必要时可给予辅助。

（3）呼吸肌牵伸训练（适用于2型、3型脊髓性肌萎缩症儿童）：①儿童取坐位，吸气时耸肩至极限，呼气放松使肩部下沉；②儿童取坐位，双手放置于胸前，吸气时头后仰、双上肢向后伸展，呼气时恢复至初始姿势；③儿童取坐位、双手搭在后枕部，呼气时双臂上举伸直，吸气时复位；④儿童取坐位、双臂抱胸，吸气时向前弯腰低头，呼气时抬头挺胸；⑤儿童取坐位、背后交叉握拳，呼气时挺胸向前推，吸气时放松复位。

以上每个动作建议每日训练 1 ~ 2 组，重复 5 ~ 8 组；呼吸训练时应尽可能增加呼吸的深度、控制呼吸的频率，可控制每次吸气的时间为 2 ~ 3 秒，呼气的时间为 4 ~ 6 秒。具体训练方法和训练强度应由专业人员对儿童进行评估后确定，训练时需要时刻留意儿童的状况，可根据患儿的耐受程度来调整每天的训练时长和训练次数，以避免过度疲劳。

三、气道清除

气道清除（airway clearance，AC）是利用物理或机械手段，帮助气管、支气管等气道内的分泌物排出。

咳嗽是人体清除呼吸道分泌物的重要生理机制，但脊髓性肌萎缩症儿童由于呼吸肌无力，咳嗽时无法产生足够的力量，难以将痰液有效咳出。除了咳嗽反射减弱外，脊髓性肌萎缩症儿童的气道黏液纤毛清除系统也可能受到影响。黏液纤毛系统可帮助呼吸道实现自我清洁，通过纤毛的摆动将黏液和附着在其上的病原体、异物等向咽部推送，以便咳出或咽下。脊髓性肌萎缩症儿童由于肌肉无力等原因，可能会有纤毛运动功能障碍，使得黏液纤毛清除功能下降，痰液等分泌物更容易在气道内积聚。所以掌握气道清除对于脊髓性肌萎缩症儿童的居家呼吸护理有极大的促进作用。

1. 体位引流 将儿童放置在不同的体位，借助重力作用，促使积聚在肺部不同部位的分泌物排出：①儿童仰卧位平躺，肩下垫软枕，令躯干抬高与床面成15°～30°，家长轻叩锁骨下方区域，以帮助排出肺上叶前段分泌物；②儿童侧卧位，待排侧朝上，腰部垫枕，抬高躯干与床面成20°～30°，家长轻叩背部下方，帮助肺下叶后基底段积聚的分泌物排出；③儿童俯卧位，腹部垫枕使髋关节保持屈曲，家长轻叩背部肩胛下区域，帮助肺下叶背段积聚的分泌物排出；④儿童仰卧位，臀部垫高，躯干倾斜与床面成20°～30°，家长轻叩下胸部，帮助肺下叶基底段分泌物排出。体位引流应尽量避免在餐后操作。

2. 胸部叩击 家长手指并拢，手背隆起，呈杯形，以腕部为支点或使用拍痰杯，快速（100～180次/分）反复由下向上、由外向内叩击，注意避开椎骨的棘突、脊柱和锁骨等部位。

3. 辅助咳嗽。

（1）人工辅助：儿童取仰卧或坐位，家长将双手放在儿童其胸腹交界处。在其咳嗽时，家长使用双手轻柔上推其胸腹部，帮助分泌物排出。当发现儿童口中有分泌物时，应使其将分泌物吐出或吸走，避免误吞。

（2）咳痰机辅助：咳痰机不仅可以辅助咳痰，还可帮助肺扩张，延缓胸廓畸形的发生。建议使用前咨询相关专业人员，根据儿童的具体情况，适当设置压力等相关参数。

4. 主动呼吸循环技术（active respiratory circulation technique，ACBT） 由呼吸控制、胸部扩张训练和用力呼吸技术组成，用于松动和清除过多的支气管分泌物，适用于配合度较好的儿童。

（1）呼吸控制（breath control，BC）：儿童取坐位和半卧位，放松肩膀、颈部和两臂，双膝屈曲。家长一手固定儿童胸骨柄，一手放在肚脐上。引导儿童用鼻吸气，胸部不动，腹部鼓起；然后缓慢噘嘴呼气。可反复训练 3～5 次。

（2）胸廓扩张训练（thoracic expansion exercises，TEE）：儿童取坐位或仰卧位，家长一手放在儿童胸部，让儿童用鼻吸气，做 3～5 次深呼吸，主动深吸气，家长用手感觉儿童胸部的扩张感，至吸气末引导其屏气 3 秒钟，然后用嘴缓慢呼气。重复 3 次，随后暂停约 1 分钟。

（3）用力呼气技术（forced expiration technique，FET）：儿童取坐位，躯干保持中立位，颈部和肩部放松。令儿童吸气后，引导儿童尽可能用力地快速呼气 1～2 次，反复 3～5 次。

四、呼吸肌肌力训练

呼吸肌肌力训练分为吸气肌肌力训练、呼气肌肌力训练和辅助呼吸肌肌力训练。进行有氧耐力活动时呼吸肌也有参与，也能强化部分呼吸肌。

（一）吸气肌肌力训练

1. 腹式呼吸训练 儿童仰卧位，腘窝下垫小枕，使膝关节半屈，家长将手轻放在上腹部，让儿童其全身放松，用鼻吸气，使上腹部鼓起；用口缓慢呼气，使腹部内陷。每天 2 次，每次 10～15 分钟。

2. 抬臀呼吸训练 儿童仰卧位，双腿屈曲，在腹部上放一 0.5～1 千克的沙袋，引导儿童吸气时腹部隆起，同时抬臀，让其持续憋气、维持该体位几秒钟；然后让其呼气的同时返回原位，反复几次。

3. 呼吸训练器辅助训练 家庭常选用便携式训练器、双向三球式训练器等。儿童取坐位或半卧位，含住咬嘴后进行呼气，保持一段时间后放开咬嘴。重复几次。每次 10～15 分钟，每天 2～3 次。需要注意的是，使用膈肌力量，同时扩张胸廓，避免上胸腔用力。时间由短到长缓慢增加；强度循序渐进；咬嘴使用后用 40℃左右温水清洗，自然风干。呼气训练同样适用，部分训练器可连接电子设备，增加视觉反馈，适用于配合度较差的儿童。

（二）呼气肌肌力训练

1. 缩唇或含吸管呼气 儿童经鼻腔吸气，嘴巴呼气，呼气时嘴唇呈吹口哨样。无法缩唇的可使用吸管。吸呼时间比 1 ∶ 2（即吸气 2 ~ 3 秒，呼气 4 ~ 6 秒）。可在吹气时放一风车在前，或将吸管放在杯子里吹泡泡等，增加趣味性。

2. 吹气球 嘱儿童深吸气后屏气 2 ~ 3 秒，对着气球（容量 800 ~ 1 000 毫升均可）缓慢吹气，吹至气球直径 10 ~ 20 厘米，每次训练 15 ~ 20 分钟，每天 3 ~ 5 次。

3. 捏鼻子训练 儿童取坐位，家长坐在对面，捏住儿童鼻子约 5 秒钟，松开手，让儿童自主进行深呼吸，重复 3 ~ 5 次。需要注意的是，憋气时间长短视儿童耐受程度而定。

（三）辅助呼气肌肌力训练

上肢和部分躯干肌肉可以辅助呼吸，在用力呼吸时发挥重要作用。

1. 俯卧支撑呼吸训练 儿童俯卧位，躯干保持伸直，双手掌支撑，上肢力弱的儿童用肘支撑，抬头吸气，低头呼气，可结合缩唇呼吸进行（图 8-3）。此训练方法适用于有一定上肢支撑和头部控制能力的儿童。

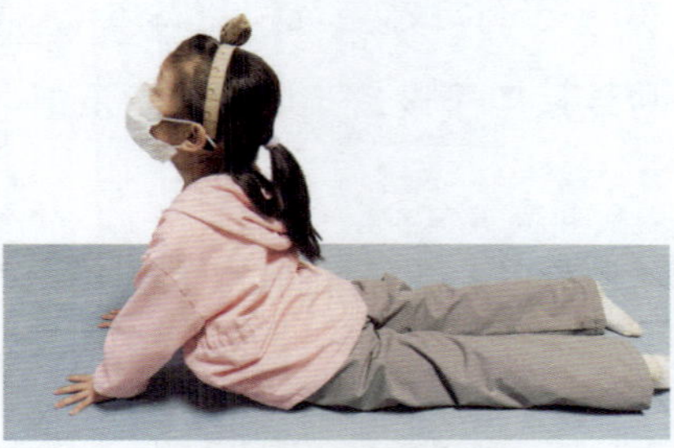

图 8-3
俯卧支撑呼吸训练

2. 抗阻侧平举训练 儿童坐位，躯干保持中立位，使用两根弹力带，分别将两条弹力带的末端固定于座椅两侧凳脚，儿童双手抓紧弹力带另外一端，引导儿童其手臂伸直、双手从身体两侧将弹力带向上拉（图8-4）。拉紧弹力带时吸气、放松时呼气，可根据儿童的耐受情况反复多次。此训练方法适用于有一定坐位平衡能力和上肢抗阻活动能力的儿童。

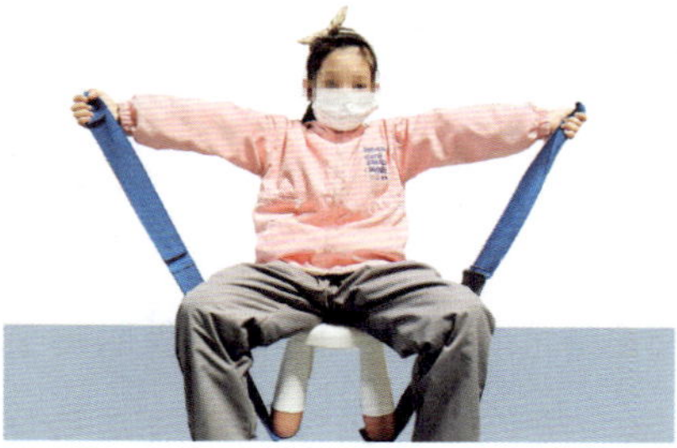

图 8-4
抗阻侧平举训练

3. 划船训练 儿童坐位，身体保持直立，双脚分开与肩同宽；弹力带绕正前方的立柱并固定，儿童双手握住弹力带两端、手臂伸直拉紧弹力带，引导儿童其双手同时向后拉动弹力带，拉紧弹力带时吸气、放松时呼气，可根据儿童的耐受情况反复多次（图 8-5）。此训练方法适用于有一定坐位平衡能力和上肢抗阻活动能力的儿童。

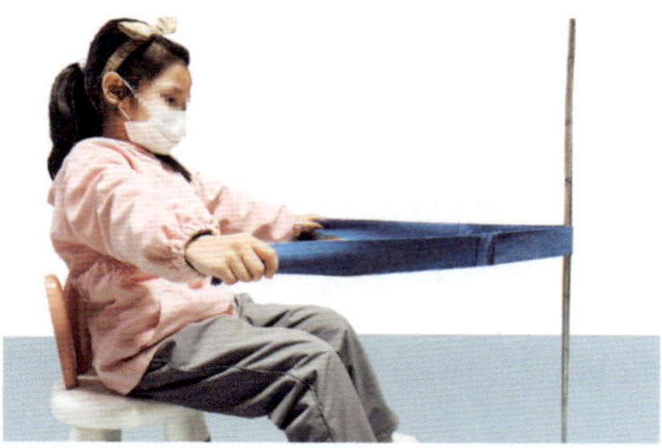

图 8-5
划船训练

五、家用呼吸机与血氧监测仪使用

有夜间或日间低通气症状的脊髓性肌萎缩症儿童均应尽早行无创正压通气（non-invasive positive pressure ventilation，NPPV）进行呼吸支持。目前研究更倾向使用的是双水平气道正压通气（bilevel positive airway pressure，BiPAP），因为可以使呼吸肌得到更充分的休息，更好地增加潮气量，降低呼吸频率以及改善气体交换。并且可保留儿童进食、发音、头部活动等功能，最大限度降低气管插管率。当儿童在无创通气支持下仍然不能维持氧合时，则需要转为有创机械通气治疗。一旦急性期症状好转，应尽可能拔管并恢复无创通气。以上均应在医生指导下执行及操作。

脊髓性肌萎缩症儿童居家监测血氧时，应选择经认证的指夹式或腕式血氧仪，并定期校准。测量前确保环境温暖、安静，患者取半卧位，清洁指端后夹紧探头（可改用耳垂或脚趾测量末梢循环差者）。正常静息状态下血氧饱和度应≥95%，若持续低于94%或突然低于90%，需要调整体位、检查设备，并联系医生；夜间建议持续监测，警惕低通气风险。需要用酒精棉片清洁设备探头，避免强光直射或液体浸泡，及时更换电池。家属需要记录监测数据（时间、血氧饱和度、脉率及活动状态），并结合呼吸频率、意识变化综合评估，紧急时按医嘱启动氧疗并联系急救。

六、交流和语言功能训练

随着疾病修正治疗药物的出现，脊髓性肌萎缩症儿童的寿命得以延长，在生存问题得到解决后，我们必须要考虑如何提高他们的生存质量。沟通交流是参与日常生活活动的条件之一，良好的沟通交流涉及产生语音或手势的身体肌肉活动，以及理解、处理和使用语言进行有效互动的能力。提高脊髓性肌萎缩症儿童的沟通交流能力可改善他们的生存质量，使其具有更高的生活独立性和自主性。

（一）脊髓性肌萎缩症儿童的交流和语言功能表现

脊髓性肌萎缩症儿童的认知和言语理解能力在正常范围，但是其言语表达清晰度可能受限。导致脊髓性肌萎缩症儿童清晰度下降的主要原因包括讲话带来的呼吸短促，疲劳，轻微喉咙痛以及音量微弱。1 型脊髓性肌萎缩症儿童由于呼吸和发声功能严重受限，通常发声短促，无法完成连续音节，其中最严重的 1 型脊髓性肌萎缩症儿童可能会出现失音，只能以眼球运动和喉音进行交流；大部分能发音的 1 型脊髓性肌萎缩症儿童表现为严重的构音障碍，少部分表现为鼻音重和构音相对困难；2 型脊髓性肌萎缩症儿童呼吸支持不足，舌肌萎缩伴肌束震颤，导致辅音歪曲，语速异常，易在句末出现发声疲劳；3 型脊髓性肌萎缩症儿童则较少出现言语困难。

（二）应对交流和语言功能障碍的策略

1. 呼吸 – 发声训练。

（1）腹式呼吸训练：对于不能独坐儿童，可取仰卧位，家长将手置于其腹部，引导其吸气时腹部鼓起，呼气时腹部凹陷，家长可在其呼气时同时用手将腹部向上后方按压以辅助呼气；对于能独坐儿童，则尽量在坐位进行此项训练。

（2）分级呼气控制：对于不能独坐儿童，可取仰卧位，使用纸条作为道具，将纸条置于患儿口前 10 厘米，嘱儿童用力吹气，使纸条飘动；对于能独坐儿童，则尽量在坐位时进行此项训练，道具还可选择羽毛、蜡烛、泡泡和口哨等。

建议所有脊髓性肌萎缩症儿童均进行上两项训练，以在讲话时提供足够的呼吸支持。

（3）发声训练：对于失音的儿童，家长可将儿童手部放置在自己喉部，发长音“a”，让其感受喉部的振动；之后家长将自己的手放置在儿童喉部，提示儿童振动此处，让儿童尝试发“a”音。

（4）语速训练：对于有一定构音能力但存在语速问题的儿童，应进行此项训练。可借助节拍器或拍手帮助儿童控制语速在 60 字 / 分，每打一个节拍说一个字，嘱儿童跟读单词（如“吃——饭”），熟悉此方法后再跟读短语和句子。后期逐渐加快速度至 90 字 / 分。

2. 构音训练。

（1）口部感觉治疗：该训练针对失音的脊髓性肌萎缩症儿

童。家长可使用棉签或口腔刺激棒，蘸取温水、冰、柠檬汁等，刷擦儿童口腔壁及舌面、舌侧等部位，每部位 10 秒；还可使用专业的口腔振动棒，振动儿童舌尖、舌缘、唇周等部分，每部位 10 秒。

（2）口部运动治疗：存在失音或严重构音障碍的脊髓性肌萎缩症儿童可以此训练为主，包括以下几种练习：①舌运动功能训练，将食物（如果酱）涂抹到儿童唇周，诱导儿童舌部做上下、左右以及环绕练习，每种运动方式 10 次 / 组，或使用棒棒糖诱导儿童伸舌舔或将棒棒糖向外轻推，10 次 / 组，若儿童尚不能完成主动伸舌，家长也可借助吸舌器辅助其进行被动运动；②唇运动功能训练，借助口唇闭合夹住吸管 / 压舌板等物品，嘱儿童尽可能长时间夹住物品，重复 5～10 次，嘱儿童双唇尽可能向前噘起做吹口哨状，发“u”音，双唇尽量向两侧拉开嘴，发“i”音，不停交替发“u——i——u——i”，上下唇内缩用力发“ba”音，均 10 次 / 组，不能发音时也应尽量做出相应口型；③下颌运动功能训练，借助咬牙胶棒或下颌骨分级调控牙排棒，嘱儿童进行咬合训练（牙排棒使用顺序为单边维持咬合，单边抗压咬合，双边抗压咬合，横置咬合），每次咬合保持 10～15 秒，10 次 / 组，也可嘱儿童尽可能把嘴张大发“a”音，动作要夸张，再合上，10 次 / 组，把下颌向左右两边移动，每边维持 5 秒，然后放松，10 次 / 组。

（3）音韵练习：仅存在部分构音问题（如辅音歪曲）的儿童应着重此部分训练，应针对儿童发错的音进行反复练习，以帮助其掌握正确的发音位置和发音方法。可先通过视、听、触等多感觉刺激和相应的口部运动训练完成目标音位的音位诱导，再在具体的单字、词语和句子中进行练习。

3. 辅助沟通技术（AAC） 针对无法进行口语交流的脊髓性肌萎缩症儿童，AAC是他们与外界沟通的重要方式。AAC指运用一定的技术、设备及相关理论，补偿或改善由于言语语言方面发展受限的儿童或成人的沟通能力。辅助沟通技术辅具可分传统非电子化沟通辅具及电子化沟通辅具。

（1）传统非电子化沟通辅具：传统非电子化沟通辅具包括沟通字卡、沟通图卡、沟通册等，脊髓性肌萎缩症儿童借助声音、手、手指、眼睛或身体其他部位的移动选择目标。沟通字卡/图卡（册）的制作流程如下，①了解儿童的常见需求及偏好，分开拍照或者在网上寻找合适图片，拍照时要注意物品要清晰；②将照片做出合适的大小进行打印、裁剪、过塑；③准备一个硬纸板或者符合的物品，将准备好的照片粘贴上去，注意图片不要重叠。

（2）电子化沟通辅具：电子化沟通辅具指微电脑语音沟通板、计算机仪器等可进行语音输出的设备，可分为动态屏显设备、眼动追踪系统和脑机接口。

1）动态屏显设备：通常配备可触摸屏幕，用户通过点击或滑动来选择符号、图片或文字，以达到表达需求的目的，可通过手机/平板应用实现部分功能，兼顾便携性。

2）眼动追踪系统：主要通过红外摄像头捕捉儿童的眼球运动轨迹，不需要肢体接触即可完成辅助沟通，令儿童注视屏幕上的符号、图片或文字（如“喝水”），系统自动识别凝视位置并高亮选中目标，通过短暂停留或眨眼确认选择，触发语音合成输出。

3）脑机接口：直接通过大脑神经活动控制语音输出设备，通常通过非侵入式头戴装置（如脑电图电极帽）或植入式微芯片，实时收集脑电波或神经元电信号转化为对目标符号、图片或文字的操控指令，该技术目前尚在发展中，是未来辅助沟通技术的新路径。

对于脊髓性肌萎缩症儿童而言，在疾病发展后期，其肌无力涉及全身肌群，头颈及四肢可能无法主动活动，主要通过眼球运动和闪烁选择词语或图片，然后在屏幕上显示。

辅助沟通技术方法和工具种类繁多，必须根据儿童的需求和特征选择合适的辅助沟通设备，最大化地满足儿童的沟通需求。应用辅助沟通系统服务，首先要到专业的医疗机构进行详细的评估，结合脊髓性肌萎缩症儿童的沟通需求、能力、意愿等因素，提出完整的辅助沟通干预计划。

（薛洋、芮雪月、周自亮、李小利、陈土容、邱黄玲、徐佳露、王星、郎丽刚）

第九章 以食为天：口腔运动和吞咽训练

一、吞咽及咀嚼障碍的临床表现

临床研究提示，脊髓性肌萎缩症1型近100%、2型及3型36%～44%儿童会出现吞咽障碍，究其原因，是控制吞咽动作的肌肉神经控制出现问题所致的；其中20.4%的患儿表现为向口中输送食物困难，20.4%为咀嚼困难，30.6%为呛咳。无法独坐、头部控制不佳和依赖机械通气的儿童更易合并吞咽障碍。因此，如何早期识别儿童是否存在吞咽障碍以及正确的处理方式，是家长们的必学课程。以下为吞咽及咀嚼障碍的常见临床表现，患病儿童可能存在一项或数项表现。

1. 摄食困难 表现为在相应的年龄不能分辨食物，难以把食物送入口中。

2. 咀嚼困难 咀嚼食物的动作不灵活、不协调，食物嚼不烂、嚼不彻底。

3. 食物反流 进食后会出现吐奶、反酸等。

4. 流口水 如果口水吞咽不及时、不彻底，就会从口角流出来。

5. 食物或液体流出口外 由于口唇封闭性欠佳，食物吞咽不彻底，从嘴唇流出。

6. 舌头控制食物有困难 舌头运动不灵活、不协调，不能有效运送食物。

7. 食物残留 进食后，清理口腔时发现有食物残留在口腔内，以两侧面颊处为多。

8. 进食过程中出现咳嗽、呛咳 这些表现是在食物误入呼吸道时机体的一种保护性反射，试图通过咳嗽将异物咳出来。如果有大块食物进入呼吸道，会阻塞气管，导致儿童无法呼吸，这是最危急的情况，家长需要采取紧急救助措施并尽快送医。

9. 频繁清喉咙 呼吸道受刺激后分泌物增多，这也是机体的一种自我保护反应。分泌物包裹着异物碎屑，在气道里慢慢上移，然后通过清喉咙的动作排出体外，因此儿童会反复清喉咙。

10. 干呕 如果食物吞咽不彻底，部分残留在咽喉部，会诱发干呕，机体想通过呕吐将残留物排出。

11. 反复上呼吸道感染或肺炎 如果长期有异物刺激呼吸道，或者反流物夹杂的胃酸反复刺激呼吸道，会导致呼吸道的修复力和抵抗力下降，容易发生呼吸道感染。异物更容易进入右肺，所以反复发生肺炎，尤其是右肺肺炎，是吞咽障碍的表现之一。

12. 进食期间或之后出现呼吸困难 由于异物刺激呼吸道，使得分泌物增多，喉头收缩，加之情绪紧张等因素，气道变窄，进而出现呼吸困难。

13. 进食后出现发热 体温轻度升高，一般出现在进食后30～60分钟。

14. 呼吸道过敏或哮喘 呼吸道反复受刺激后，对某些刺激因子的耐受性变差，如空气污染、烟尘、雾霾，或者误吸的食物及反流的胃内容物，都易引起气道的过敏反应，出现咳嗽和气喘等表现。

二、吞咽及咀嚼障碍的处理

1. 姿势调整 维持特定的姿势是任何日常活动的基础，进食和吞咽同样需要良好的姿势设定。发育年龄在6月龄及以上的儿童，一般采取坐位姿势。姿势设定是个体化的，没有一个标准化姿势可以适合所有吞咽障碍的儿童。但一般姿势设定首先是保持骨盆的稳定，其次是维持躯干、头颈的稳定，最后是下颌、唇、舌等口腔结构的稳定。

2. 食物质地的调整 食物质地是食物性状、口感、黏稠度、软硬度等的统称，固体食物和液体食物都可进行质地调整。食物质地改变一般适用于咀嚼功能不好、牙齿有问题或对流质液体控制有困难的儿童，通过改变食物质地来适应口腔功能，从而降低发生呛咳、误吸的风险。对合并有吞咽障碍的儿童来说，一般将硬质的固体食物切碎、煮软，或者将流动的液体食物增稠，以降低咀嚼、吞咽的难度。

3. 改变食团的大小、味道和成分 有些儿童咀嚼能力不足或张口受限制，需要减少每次喂食的量，可以选小头的勺子，或者不装满喂食的勺子。相反，有些口腔感觉功能欠佳的儿童，食物量太少他们会感觉不到食物在口腔里，所以要适当地增加每口喂食的量。并且这类儿童口腔里感受不到普通味道的食物，所以咀嚼和吞咽启动都会比较慢，这时候可以增加食物的味道，让他们能够意识到口腔内有食物。也有一些儿童对食物的味道特别敏感，即使是家长觉得味道没问题的食物，他们都难以接受，这时候就要减少食物的味道，尽量选择清淡的食物。

4. 选择合适的进食工具 选择合适的进食工具可以减轻吞咽

障碍给儿童带来的影响。以勺子为例，选择有很多诀窍：金属勺子比较耐用，但是容易引起口腔敏感；塑胶勺子可以降低口腔敏感度，适合咬合反射比较强烈的儿童；小头的、浅的勺子更易于摄取食物；大头的、深的勺子盛饭的量比较大；平头的勺子可以降低口腔敏感性；短柄的勺子更易抓握；还有一种弯柄的勺子，适合手腕活动欠佳的儿童。

5. 喂食技巧 针对不同的吞咽障碍，可以选择特殊的喂食技巧，帮助儿童顺利进食，降低误吸风险。有些儿童一次吞咽后，咽喉部还有食物残留，这些残留的食物可能会导致误吸，此时可以让儿童再吞一次或多次，以彻底清除食物。对于能听懂指令的儿童，操作时可以直接提示他们“吞”“再吞”，对于不能听懂指令的儿童，可以放个空勺子在他们嘴唇前，引导出吞咽动作，或者放空勺子在嘴里，可以自然地引导出吞咽动作。还可以液体和固体食物交替，利用液体帮助儿童清除口腔残留和咽部残留，同样适合吞咽后咽部有食物残留的儿童。吞咽食物后，咽部有食物残留，喝一口水，将残留物冲下去。操作中可以吃一口饭、喝一口水，或者吃几口饭、喝一口水，如此交替进行。

6. 口腔感觉刺激 有些儿童的进食问题是由感觉问题导致的，这时可以进行一些特别的口腔感觉刺激。口腔刺激可以在家随时随地操作，如买些牙胶让儿童咬，玩具可以选择不同材质的，让儿童可以体验不同的质感；可以玩一些面部触摸游戏，在游戏中多摸他们的面颊；擦脸的时候有意多擦擦口周，或者进行适度力量的按压；食物本身也可以提供不同的感觉刺激，如准备不同气味、味道、口感、颜色的食物，来增加口腔感觉的输入。

7. 口腔运动训练 对于一些有口腔运动功能障碍的儿童，一般会建议进行口腔运动训练，如诱导嘴唇、下颌、舌头等部位的运动。与成人不同，儿童很难遵行指令，因此，口腔运动训练一般融合在游戏中进行，包括唇、舌、下颌、软腭等器官的运动。例如，可以跟儿童一起玩抿嘴、鼓腮、卷舌、弹舌、吹泡泡、吹笛子、吹蜡烛等口腔运动游戏。

8. 胃管、胃造瘘管理 鼻饲 / 口饲就是将专用软管通过鼻腔 / 口腔插入，一路通过咽喉、食管到达胃部的方法，俗称插胃管。营养液和食物可通过软管打入，一般适合短期的代偿喂养。如果长期需要，就会在胃部开孔，连接管道，然后将食物通过管道直接注入胃内，称为胃造瘘。吞咽障碍可能导致严重后果，甚至死亡，因此对于严重吞咽障碍且不能在短期内改善的儿童，就要考虑插胃管或胃造瘘来维持营养供应，满足其生长发育的需求。

（1）胃管的放置方式分为鼻胃管和鼻肠管，常用于短期营养的提供。胃管的护理要注意：①每日用棉棒蘸清水清洗鼻腔、口腔，能力较好者需要刷牙漱口，功能较弱者可以用棉签清洁口腔；②胃管需要妥善固定，防止打折，避免脱出，固定胃管的胶布要定期更换；③保证胃管通畅，定时使用生理盐水冲洗和抽吸胃液，每 4 小时一次，切勿暴力冲洗；④观察胃液颜色，胃液颜色一般为墨绿色，若胃液颜色异常，及时就医处理；⑤喂养之前保证胃管在胃或者空肠内。

（2）应在多学科诊疗专家进行全面评估和判断后，结合脊髓性肌萎缩症儿童及其家属的接受程度，确定是否应用胃造瘘。胃造瘘放置方法包括经皮内镜下造瘘术（PEG），通过开放手术放置胃造瘘管等。胃造瘘的护理需要注意：①每日进行造瘘伤口换药，保持胃造瘘口清洁，关注伤口情况，包括有无出血、流液、红肿、硬块、过敏等；②观察造瘘管是否有阻塞、滑脱、移位，遮盖伤口的无菌纱布是否有脱落或伤口是否发生外露；③胃造瘘的喂食要先全流质后半流质，食物温度控制在 38～40℃，喂食前用生理盐水或温开水冲刷判断造瘘管是否通畅，儿童采用半坐位或者仰卧位，床头抬高约 30°，喂食结束后用温开水冲刷造瘘管。

（赵伊婷、潘秀雨）

第三部分 脊髓性肌萎缩症儿童的日常管理与社会融入

3

第十章 精准匹配：不同疾病阶段的长期监测和家庭护理计划

一、不同功能儿童的监测和护理重点

脊髓性肌萎缩症的自然进展史，总体呈现肌肉逐渐萎缩、运动能力逐渐下降，并可能合并呼吸、消化、骨关节等多器官系统并发症；在应用修正治疗药物后，虽然症状逐渐加重的趋势可能得到遏制，但仍将长期处于疾病存续状态。因此，脊髓性肌萎缩症儿童不论运动能力强弱、用药与否，都要对其进行长期的病情监测和家庭护理，以应对日常生活中可能出现的各种问题。

（一）不能独坐的儿童

不能独坐的脊髓性肌萎缩症儿童病情相对较重，部分儿童甚至竖头不稳，肌肉无力和萎缩较为严重，需要全面而细致的护理。

1. 呼吸监测与管理。

（1）呼吸功能监测：至少每 3 个月进行一次体格检查，重点评估呼吸频率、幅度、胸廓形态等；至少每 3 个月进行一次肺功能、血气分析（血氧饱和度、二氧化碳分压）等监测，若有夜间呼吸困难或睡眠质量差，还需要进行多导睡眠监测等睡眠呼吸监测。对于病情较重、存在呼吸困难的儿童，建议配备家用监测血氧饱和度、二氧化碳分压、心电等的设备，以便能密切观察呼吸状态。

（2）呼吸支持：当出现呼吸困难或血氧饱和度下降时，及时连续或间断使用无创呼吸机进行辅助呼吸，以改善通气状态、维持血氧饱和度。

（3）气道管理：由于儿童咳嗽无力，需要定期进行吸痰和辅助咳嗽，可使用咳痰机等设备帮助清除呼吸道分泌物，预防肺不张和感染。

（4）呼吸功能训练：实行咳嗽排痰、呼吸训练操等干预措施，提高气道清除能力，改善肺通气功能。

2. 营养与喂养。

（1）营养监测：每 3 个月监测体重、身高、头围等生长指标，评估营养状况；每 6 个月进行血常规、血生化、25- 羟维生素 D 等检查了解有无贫血、低蛋白血症、维生素 D 缺乏等营养相关并发症。

（2）吞咽功能监测：若儿童的进食速度、食物稠度或硬度达不到同龄儿水平，提示可能存在吞咽障碍，平时应注意观察有无流涎多、呛咳、误吸等，每 3 个月进行吞咽功能相关量表评估，必要时进行吞咽造影检查或纤维内镜下吞咽评估。

（3）喂养方式：根据脊髓性肌萎缩症儿童的吞咽能力和呛咳

风险，选择合适的喂养方式，若经口进食无法保证安全或营养供给，应咨询医务人员后进行鼻饲管喂养或胃造瘘管喂养，以确保进食安全和营养摄入充足。

（4）饮食调整：选择高能量、高蛋白、易消化的食物，以提高营养获取效率，避免食物反流和误吸。根据儿童的进食能力，采取适当的进食体位，降低进食难度、保证进食安全，例如对于有胃食管反流的儿童，可采用少量多餐、抬高床头等方式减轻症状。

3. 关节与肌肉护理。

（1）关节活动度练习：每天进行轻柔的关节活动度锻炼，包括髋、膝、踝、腕、肘等关节，以预防或减少关节挛缩。

（2）支具使用：根据需要使用卧位矫姿垫、矫形座椅、有良好支撑的推车或轮椅、站立架、膝踝足矫形器、脊柱矫形器等支具，以维持良好的体位、预防或减少关节挛缩。

（3）物理治疗：在物理治疗师的指导下，进行被动运动和按摩，促进血液循环，缓解肌肉萎缩和关节僵硬；另外，结合用餐、洗漱等日常生活场景，在儿童能力可及的范围内，训练其运动能力和生活自理能力。

4. 骨骼健康维护。

（1）骨关节监测：每 6 个月进行一次脊柱和髋关节 X 线检查以监测结构和形态、行双能 X 线骨密度测量以评估骨关节健康和骨密度情况。

（2）骨关节问题的处理：若存在脊柱侧弯的风险，应加强日常生活姿势管理，后期应定期复查了解脊柱侧弯的发展情况，根据医生建议选择保守治疗、穿戴矫形支具或手术治疗；若合并髋关节发育不良或脱位，应加强卧位和坐位姿势管理，并在物理治疗师的指导下，选择合适的辅助站立姿势和时长。

（3）维生素 D 和钙补充：根据检测结果，适当补充维生素 D 和钙剂，维持骨骼健康。

（4）骨折预防：避免患儿受到外伤，对于骨质疏松的患儿，采取防护措施，如使用防护垫等。

（二）能独坐的儿童。

能独坐的脊髓性肌萎缩症儿童肌力和功能相对较好，但仍需要密切监测和适当的护理。

1. 呼吸监测与管理。

（1）呼吸功能监测：每 6 个月进行一次肺功能、脉搏血氧饱和度监测，评估呼吸功能。若有呼吸道感染或呼吸困难症状，应及时增加监测频率。

（2）呼吸支持：当出现呼吸肌疲劳或通气不足时，使用无创呼吸机进行辅助通气。对于反复呼吸道感染的儿童，可结合医生的建议，考虑使用免疫调节剂、接种疫苗等预防感染。

（3）气道管理：加强呼吸道感染的预防和治疗，及时清除呼吸道分泌物，保持气道通畅。

（4）呼吸功能训练：进行咳嗽、呼吸肌肌力等训练，增强呼吸肌力量，提高肺活量。

2. 营养与喂养。

（1）营养监测：每6个月监测体重、身高、头围等生长指标，评估营养状况。定期进行血常规、血生化、25-羟维生素D等检查，监测营养素水平。

（2）吞咽功能监测：注意观察有无流涎多、呛咳、反复呼吸道感染等表现，每6个月进行吞咽功能量表评估，必要时进行吞咽造影检查或纤维内镜下吞咽评估。

（3）喂养方式：鼓励儿童自主进食，对于吞咽困难的儿童，可提供软食或糊状食物，避免呛咳。

（4）饮食调整：提供均衡的饮食，包括足够的蛋白质、碳水化合物、脂肪、维生素和矿物质，以满足儿童的生长发育需求。

3. 关节与肌肉护理。

（1）关节活动度练习：每天进行关节活动度锻炼，重点练习髋、膝、踝等下肢关节，保持关节灵活性。

（2）支具使用：根据需要应用矫形座椅、有良好支撑的推车/轮椅、站立架、膝踝足矫形器、脊柱矫形器等支具，维持关节的正常位置，预防或减少关节变形。

（3）物理治疗：在物理治疗师的指导下，进行肌力训练和平衡协调训练，提高儿童的运动能力。

4. 骨骼健康维护。

（1）骨密度监测：每年进行一次脊柱和髋关节 X 线检查以监测结构和形态、行双能 X 线骨密度测量以评估骨关节健康和骨密度情况。

（2）骨关节问题的处理：若存在脊柱侧弯的风险，应加强日常生活姿势管理，后期应定期复查了解脊柱侧弯的发展情况，根据医生建议选择保守治疗、穿戴矫形支具或手术治疗；若合并髋关节发育不良或脱位，应加强卧位和坐位姿势管理，并在物理治疗师的指导下，选择合适的辅助站立姿势和时长。

（3）维生素 D 和钙补充：根据检测结果，适当补充维生素 D 和钙剂，维持骨骼健康。

（4）骨折预防：避免儿童受到外伤，对于骨质疏松的儿童，采取防护措施，如使用防护垫等。

（三）能独走的儿童。

能独走的脊髓性肌萎缩症儿童通常病情较轻，肌力和运动功能较好，但仍需要关注疾病进展和并发症。

1. 呼吸监测与管理。

（1）呼吸功能评估：每年进行一次肺功能、脉搏血氧饱和度监测，评估呼吸功能。若有呼吸道感染或呼吸困难症状，及时增加监测频率。

（2）呼吸支持：当出现呼吸肌疲劳或通气不足时，使用无创呼吸机进行辅助通气。对于反复呼吸道感染的患儿，可考虑使用免疫调节剂、接种疫苗等预防感染。

（3）气道管理：加强呼吸道感染的预防和治疗，及时清除呼吸道分泌物，保持气道通畅。

（4）呼吸功能训练：进行呼吸肌肌力、有氧运动等训练，增强呼吸肌力量，改善心肺功能。

2. 营养与喂养。

（1）喂养方式：鼓励患儿自主进食，提供正常的饮食，注意食物的多样性和营养均衡，尽量避免高脂饮食。

（2）吞咽功能监测：注意观察有无呛咳、反复呼吸道感染等表现，每年进行吞咽功能量表评估，必要时进行吞咽造影检查或纤维内镜下吞咽评估。

（3）营养监测：每年监测体重、身高、头围等生长指标，评估营养状况。定期进行血常规、血生化等检查，监测营养素水平。

（4）饮食调整：提供均衡的饮食，避免过度肥胖或营养不良，根据患儿的活动量和代谢情况调整饮食摄入。

3. 关节与肌肉护理。

（1）关节活动度练习：每天进行关节活动度锻炼，重点练习髋、膝、踝等下肢关节，保持关节灵活性。

（2）支具使用：根据需要使用站立架、膝踝足矫形器、脊柱矫形器等器械或矫形支具，来帮助维持关节位置，预防关节变形。

（3）物理治疗：在物理治疗师的指导下，进行肌力训练和平衡协调训练，提高儿童的运动能力。

4. 骨骼健康维护。

（1）骨密度监测：每1～2年进行一次脊柱和髋关节X线检查，以监测结构和形态；行双能X线骨密度测量，以评估骨关节健康和骨密度情况。

（2）骨关节问题的处理：若存在脊柱侧弯的风险，应加强日常生活姿势管理，后期应定期复查了解脊柱侧弯的发展情况，根据医生建议选择保守治疗、穿戴矫形支具或手术治疗；若合并髋关节发育不良或脱位，应在物理治疗师的指导下，选择合适的物理治疗或矫形支具，以提高髋关节的稳定性。

（3）维生素D和钙补充：根据检测结果，适当补充维生素D和钙剂，维持骨骼健康。

（4）骨折预防：避免患儿受到外伤，对于骨质疏松的患儿采取防护措施，如使用防护垫或运动护具等。

二、家庭护理计划的定期调整

脊髓性肌萎缩症儿童的病情和需求会随着年龄和疾病进展而变化，因此家庭护理计划需要定期评估和调整。

1. 定期评估。

（1）医疗团队随访：除一些特殊情

况，至少每半年带儿童到脊髓性肌萎缩症医疗团队进行随访，联系包括神经科、康复科、呼吸科、骨科、营养科等多个临床科室的医生，全面评估儿童的病情和功能状态；若病情相对较重或变化较快，则应适当增加随访频次。家长可在随访时带上日常为儿童拍摄的视频，内容可包括但不限于运动、进食、呼吸等方面的记录，以便于医生根据当前的情况和以往的视频作对比、评估儿童疾病的进展情况。

（2）家庭护理评估：在社区或家庭中，定期与康复医师、物理治疗师、作业治疗师等专业人员沟通，评估家庭护理计划的实施效果和儿童的康复进展。

2. 调整内容。

（1）根据病情变化调整护理重点：如儿童出现新的呼吸问题、关节挛缩或骨骼畸形，需要及时调整护理计划，增加相应的监测和干预措施。

（2）根据生长发育调整护理目标：随着脊髓性肌萎缩症儿童年龄增长和发育，护理目标应从维持基本功能转向促进功能恢复和提高生活质量。

（3）根据心理状态调整护理策略：随着脊髓性肌萎缩症儿童年龄增长和疾病状态的长期延续，焦虑、抑郁等心理问题出现可能性增加，应通过向心理专业人士、患者组织 / 志愿者、医务人员等求助，及时调整护理策略、加强心理支持，帮助儿童疏导不良情绪，建立良好的人际关系，增强社会归属感和恢复的自信心。

（4）根据家庭情况调整护理资源：考虑家庭的经济状况、人员安排和护理能力，合理调整护理资源，如增加家庭护理设备、寻求社区支持等。

三、意外状况的应对和紧急护理

1. 呼吸道感染。

（1）早期识别：密切关注儿童的呼吸状况，如出现发热、咳嗽、咳痰困难、呼吸急促等症状，应及时就医。

（2）紧急处理：在等待医疗救援时，可采取以下措施，①保持儿童呼吸道通畅，及时清理鼻腔分泌物；②使用吸痰器帮助儿童清除呼吸道分泌物；③给予儿童充足的水分，保持室内空气湿润；④如有医嘱，可使用解热镇痛药和抗生素。

2. 骨折。

（1）早期识别：如儿童出现局部疼痛、肿胀、畸形、活动受限等症状，怀疑骨折，应立即就医。

（2）紧急处理：在等待医疗救援时，可采取以下措施，①避免移动儿童，保持骨折部位稳定；②使用夹板或木板固定骨折部位，减轻疼痛和防止进一步损伤；③给予儿童适当的镇痛药（如有医嘱）。

3. 急性呼吸衰竭。

（1）早期识别：如儿童出现严重的呼吸困难、口唇发绀、意识障碍等症状，提示可能发生了急性呼吸衰竭，需要立即就医。

（2）紧急处理：在等待医疗救援时，可采取以下措施，①立即给予儿童高流量氧气吸入；②如有条件可使用无创呼吸机进行辅助通气；③保持儿童呼吸道通畅，及时清理分泌物；④注意安抚儿童，避免其情绪激动和过度劳累。

4. 误吸。

（1）早期识别：如出现咳嗽、呛咳、呼吸困难、发热等症状，怀疑误吸，应立即就医。

（2）紧急处理：在等待医疗救援时，可采取以下措施，①鼓励儿童咳嗽，帮助清除误吸物；②如有呛咳，可轻拍儿童背部，帮助其排出误吸物；③如儿童出现呼吸困难，立即采取海姆利希手法（又称腹部冲击法、海姆立克急救法，适用于清醒的患儿）或心肺复苏术（适用于意识丧失的患儿）。

总之，脊髓性肌萎缩症儿童的长期监测和家庭护理是一个复杂而长期的过程，需要医疗团队、家庭和社区的共同努力。通过针对不同功能阶段儿童的监测和护理重点，定期调整家庭护理计划，以及应对意外状况的紧急护理措施，可以有效改善儿童的生活质量和预后。随着对脊髓性肌萎缩症康复和护理的深入研究和新治疗方法的不断涌现，我们相信，针对脊髓性肌萎缩症儿童的护理和治疗在未来将更加精准和有效。

（张华炜）

第十一章 衣食无忧：脊髓性肌萎缩症儿童的“食、衣、行、住、玩”

一、进食

脊髓性肌萎缩症儿童除肢体功能障碍外，也可能由于咀嚼和吞咽相关肌群无力而影响进食，最终影响营养摄入而营养不良。还有部分儿童可能由于运动量减少、能量摄入量超过机体消耗量而营养过剩，令体重增高，增加下肢负重的压力，甚至令高血压、糖尿病等代谢障碍相关疾病的发生风险升高。因此，正确的进食方式和合适的营养摄入量对于脊髓性肌萎缩症儿童整体的健康发展至关重要。具体的进食方式和体位、每日的营养摄入量可因儿童的运动和进食功能、年龄、体重等情况而异，建议家长在专业人士的指导下为孩子选择合适的进食方案。有吞咽问题和容易误吸的儿童，可以考虑在家中准备咳痰机、吸痰器和血氧饱和度监测仪，必要时需要到医院处理。建议每 3 ~ 6 个月进行一次进食和营养评估，及时调整进食方式、摄入营养量和食物种类。

（一）进食方式的选择

脊髓性肌萎缩症儿童的进食方式分为经口自主进食和经饲管、喂食泵、胃造瘘等辅助进食方式，具体可根据儿童不同的进食功能来选择。对于有一定咀嚼、吞咽能力的脊髓性肌萎缩症儿童，可首选经口进食方式，即使经口进食量无法满足所需营养摄入量，仍应提供经口进食的机会，以锻炼儿童咀嚼、吞咽等进食相关能力。对于存在吞咽困难、进食与呼吸协调性差、咀嚼功能差等喂养问题，或不能自主进食的脊髓性肌萎缩症儿童，则可采用部分或全部辅助进食的方式，以达到其每日所需的全部能量。

进食时一般选择能减少误吸、窒息等风险的体位，如坐位和半卧位。坐位适用于肌力、功能较好者，进食时可采取自然坐位，保持躯干与水平面垂直，颈和头部稍前屈；功能稍差者可选择辅助坐位，注意头颈部可垫高以保持略前屈位（图 11-1）。对于无法维持自然坐位者，可采取半卧位，头部抬起、离水平面至少 30°的进食体位（图 11-2）。严禁平躺位进食，以避免窒息。

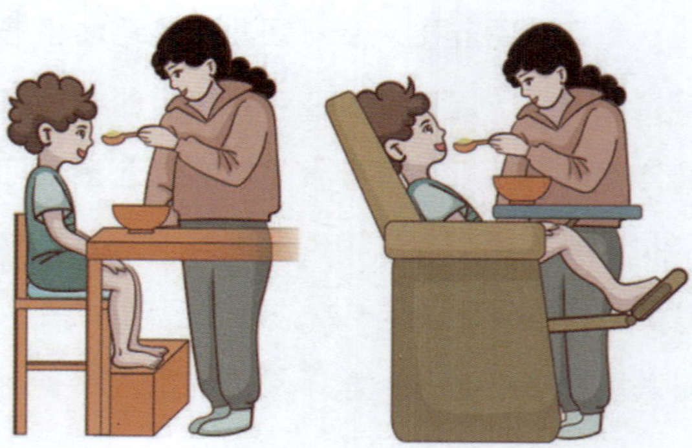

图 11-1
坐位下可选择的进食体位

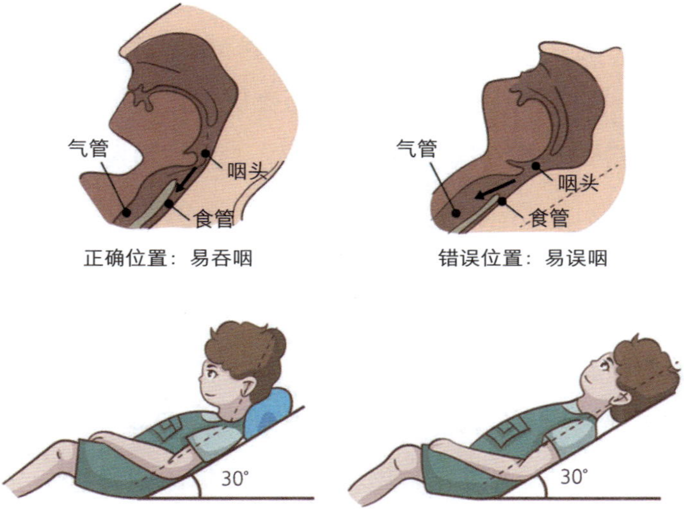

图 11-2

卧位下可选择的进食体位及造成误吸的错误位置

（二）食物选择与营养补充

脊髓性肌萎缩症儿童添加辅食原则跟普通婴幼儿差别不大。碳水化合物首选富含复合碳水的食物，如燕麦、玉米、小麦和大米等；建议多摄入优质蛋白，如鱼虾、豆类、鲜肉等。因脊髓性肌萎缩症儿童对血脂异常和肝脂肪变性的易感性增加，建议给予低脂饮食，同时减少糖果、可乐等高糖食物的摄入以避免肥胖。可适当补充维生素 B_{12} 和叶酸等，以增强儿童体内欠缺的 SMN 蛋白的活性。对于运动功能障碍较明显的脊髓性肌萎缩症儿童，考虑其可能存在缺钙风险，可在医生的指导下使用口服补充钙剂，但使用前需注意是否存在高钙血症或高钙尿症。对于咀嚼功能障碍的患儿，改变食物质地为软食、半流食、流食，有助于代偿口咽功能，以缩短进食时间。有吞咽障碍的患儿，在液体食物中添加增稠剂（如改良淀粉和黄原胶）可避免误吸。合并有胃食管反流的患儿，建议调整饮食，少食多餐，减少餐中过多水分摄入，适当增稠食物。如果明确某种食物（如含咖啡因食物、酸性食物、辛辣食物）可诱发胃食管反流，则应该避免进食此类食物。为防止脊髓性肌萎缩症患儿钙磷代谢紊乱，应适量补充维生素 D，维生素 D 可从深海鱼、动物肝脏、鸡蛋黄和蘑菇等食物中获取。

日常需要补充足够的液体量（表 11-1）和纤维素，以缓解便秘，如新鲜的绿叶蔬菜、水果、菌藻类食物、全麦食物等。

表 11-1 正常儿童每日所需水量

年龄	每日所需水量
< 1 岁	110 ~ 155mL/kg
1 ~ 4 岁	100 ~ 150mL/kg
> 4 ~ 7 岁	90 ~ 110mL/kg
> 7 ~ 13 岁	70 ~ 85mL/kg
> 13 岁	0 ~ 50mL/kg

（三）喂养时注意事项

对于存在进食问题的脊髓性肌萎缩症儿童，应避免进食难以吞咽的食物，可以根据其进食功能选择较软的食物、半流食或流食；若水或果汁等较稀的液体容易引起其呛咳或误吸，可以给予稍稠一点的饮品（如奶昔等），若需要自行调节液体的黏稠程度，亦可加入食品专用的增稠剂。每一口进食量要适当，保持进食专注力、缩短进食时间，以预防进食疲劳，尽量避免边玩耍边进食；进食时间控制在 45 分钟以内为最佳。为减少胃食管反流的发生，建议存在进食问题的脊髓性肌萎缩症儿童少食多餐，避免进食容易引起反流的刺激性食物，如巧克力、薄荷糖等。

注意选择合适的进食体位，进食后仍需要保持原喂食体位 30 分钟以上再平卧。进食时需要时刻防范呛咳、误吸的发生。若出现呛咳，可让儿童深吸气数次后，用力咳嗽做清嗓运动，以清除残留在声带、咽部及会厌谷的食物；必要时也可使用咳痰机辅助。在进食后需要及时进行口腔清洁，避免出现食物残留、龋齿等问题。

二、日常生活活动

日常生活活动是指一个人为了满足日常生活的需要每天所进行的必要活动，包括穿脱衣物、如厕、洗漱等。脊髓性肌萎缩症的临床特征是肌肉无力及萎缩、肌阵挛，近端（肩、髋等）弱于远端（手指、足趾等），并且关节挛缩也可能随着年龄的增长而变得更为严重，这些因素均可导致儿童难以完成举手、抬腿、扣纽扣等动作，进而影响了他们穿脱衣物、如厕、洗漱等功能的发展。

（一）穿脱衣物

穿脱衣物是一项复杂的任务，它需要整合多种技能，包括粗大运动功能、精细运动功能、感知觉功能（如视觉、触觉、本体觉、前庭觉等）、空间感知能力（理解身体与衣物的空间关系）以及认知功能（理解衣物的前后、上下等概念）。对于处于成长阶段的儿童来说，掌握独立穿脱衣物的技能通常是一个循序渐进的过程：在 0 ~1 岁，儿童能够在父母的协助下完成穿衣和脱衣的动作；1 岁之后，儿童会在父母的鼓励和引导下开始尝试自己穿衣和脱衣，例如将手臂伸入袖筒中；到了 3 ~4 岁，儿童通常能够独立脱下和穿上所有衣物，但可能还无法自己扣纽扣或系鞋带；大约在 5 岁或以后，儿童才能够完全独立地完成穿脱衣物的全过程。

这一过程不仅反映了儿童身体功能的发展，也体现了他们认知和协调能力的逐步提升。

由于脊髓性肌萎缩症的病理特征，如肌肉无力和挛缩等，患者在独自完成穿脱衣物的动作时面临诸多挑战。即使是简单的伸手动作，也可能消耗他们大量的体力，使穿脱衣物的过程变得尤为艰难，不仅费力，完成质量也难以保证。父母应根据儿童的年龄和能力，选择合适的方法，为他们提供必要的训练机会，帮助他们逐步实现独立穿脱衣物的目标。通过以下的训练方法和操作建议，家长可以在家庭环境中为儿童提供科学、有效的穿脱衣物训练，帮助儿童逐步提高生活自理能力。

1. 训练穿脱衣物的基本原则。

（1）不应为追求穿衣的速度，而忽视其功能的逐步完善与发展。

（2）将训练融入日常生活的点滴之中，耐心地进行重复且持续的练习，让训练成为一种习惯。

（3）提供的帮助应从多到少逐步递减，最终让儿童能够独立完成这些技能，培养他们的自主能力。

（4）训练时，先从动作概念的形成入手，形式可以丰富多样，如采用游戏、讲故事、现场指导等多种方式，激发儿童的兴趣；随后着重鼓励儿童主动参与，发挥他们的主观能动性。

（5）尽可能在各种不同的环境下，为儿童提供练习和使用这些功能的机会，即使他们的功能还非常弱，也要给予他们足够的空间去尝试和锻炼，让他们在实践中逐步提升。

2. 选择适合的衣物。

家长也可在合理范围内允许儿童自主选择喜爱的衣饰。通过选择合适的衣物和辅助工具，家长可以为儿童创造更便利的穿脱衣物条件，同时也能满足儿童对个性化衣饰的需求，增强他们的自主性和自信心。

（1）材料：优先选择自然纤维材料，如棉、羊毛等，这类材料轻便、保暖且容易清洗，能够为儿童提供舒适的穿着体验。

（2）款式：①上衣，首选宽松、有弹性的开襟上衣或套头衫，避免复杂的扣子和拉链；功能较弱的儿童可选择分叉处有子母扣的斜襟款式，方便穿脱且不易滑落；功能较强的儿童可选择套头领口较大的背心、短袖或长袖等，袖子尽可能宽松一些，以便手臂能够轻松伸入；拉链及纽扣类的外套可根据儿童的具体情况改良为魔术贴或大按扣，减少穿脱时的复杂操作；②裤子和裙子，选择宽松舒适的款式，可选取带松紧带、无系扣或腰部改良使用魔术贴的裤子和裙子，方便儿童自行操作；③袜子，优先选择含棉量高的袜子，初始可选择没有脚后跟的筒状袜子，方便儿童穿脱；对于穿脱有困难的儿童，可借助儿童穿袜辅助器；④鞋子，确保鞋子码数合适，避免过大或过小，以免影响儿童的行走和站立；鞋子的前部包头和后帮处应有一定的硬度，以提供支撑性保护，防止脚趾受伤及稳固脚后跟；选择魔术贴、弹性鞋带或松紧带的鞋子，方便儿童穿脱，还可使用儿童防滑长柄鞋拔进行辅助；对于正在进行站立和步行训练的儿童，家长应与治疗师探讨，并考虑鞋子与踝足辅具的配合使用。

3. 操作建议。

（1）方便取用：确保衣服很容易被拿到，避免儿童在拿取衣物时过度用力或失去平衡。

（2）选择合适体位：根据儿童的运动能力，选择适合的体位进行穿脱衣物的训练，确保儿童在训练过程中能够保持舒适和稳定。

（3）优先弱侧：如果存在两侧功能不对等，则可遵循“穿衣先穿弱侧，脱衣先脱强侧”的顺序，对于运动能力受限严重的一侧，应先穿上后脱下，帮助儿童更好地适应和掌握正确的穿脱顺序。

（4）分阶段执行：将穿衣任务分解成一个个简单的步骤，执行时仔细观察儿童能够独立完成的最大限度，以及在哪个阶段需要最小限度的帮助。完成任务后，及时给予肯定，增强儿童的自信心。

（5）日常练习：鼓励儿童在日常生活中多练习，例如给布偶穿衣，通过游戏化的方式逐步提高熟练度，增强儿童的兴趣和自信心。

（6）适度辅助：每次辅助时，不要给予过多帮助，尽量用最少的辅助量，鼓励儿童自己完成动作。必要时可使用辅助工具，如穿衣钩、穿衣棍等，帮助儿童更轻松地完成动作，减少穿脱衣物的难度，提高儿童自主完成任务的信心。

4. 注意事项。

（1）提供机会：不论儿童运动技能的强弱，也应给予他们练习和使用这些功能的机会，让他们在实践中逐步提升能力。

（2）动作轻柔：训练时动作要轻柔，避免对儿童造成伤害，确保儿童的舒适和安全。

（3）适度调整：根据儿童的具体情况，适当调整训练强度，避免过度疲劳，确保训练过程既有效又不让儿童感到压力过大。

（4）确保安全：穿脱衣物时，确保儿童在训练过程中的安全，避免摔倒受伤。

5. 训练方法。

（1）穿衣训练方法：①穿开襟上衣，先穿较弱侧衣袖，再穿较强侧衣袖，家长可协助儿童将较弱侧衣袖穿好，再引导儿童用较强侧手整理衣物；②穿套头衫，应先将衣袖卷起，协助儿童将较弱侧手臂伸入袖子，再套头，最后整理衣物。

（2）脱衣训练方法：①脱开襟上衣，先脱较强侧衣袖，再脱较弱侧衣袖，家长可协助儿童脱下较强侧衣袖，再引导儿童用较强侧手脱弱侧衣袖；②脱套头衫，先脱较强侧衣袖，再脱较弱侧衣袖，家长可协助儿童将衣服拉至胸部，再脱下。

（3）不同体位下的穿脱衣方法。

1）不能独坐者。

仰卧位穿衣。选择领口宽松的套头衣服，先套头。然后将右侧袖子撸起成圆环状。家长的左手从袖口穿到腋窝处握住儿童的右手腕，引导儿童将手臂伸展、伸进袖中。完成后，重复另一侧，最后整理好衣服。

侧卧位穿衣。选择开襟式衣服，1 岁以上儿童可选择魔术贴开襟衫。帮助儿童双手抓住双脚，或引导儿童翻到左（右）侧卧位。先将袖子堆缩成圆环状，引导儿童右（左）手臂伸展、伸进袖中。然后双手抓住双脚或翻转到右（左）侧卧位。接着重复另一侧。整理好衣服。

仰卧位穿裤子。将裤脚卷起成圆环状，家长左手引导儿童将左（右）腿抬起来，右手从裤脚口伸入握住儿童的左（右）脚腕，穿上裤脚拉至膝盖处。接着重复另一侧。扶住双髋，帮助其抬高臀部，提上裤子。

仰卧位脱衣。选择领口宽松的套头衣服，家长先将衣服提至腋下，接着一只手从衣服下摆处伸入袖中，握住儿童的左（右）手肘上方，引导并帮助其弯肘、向下拉，另一手抓住此侧袖口，将手臂脱出。然后重复另一侧。再将衣服上提至颈部，一手托起儿童的头，一手将整件衣服脱下。

侧卧位脱衣。选择开襟式衣服，1 岁以上儿童可选择魔术贴开襟衫。帮助儿童双手抓住双脚，或引导儿童翻到左（右）侧卧位。家长一只手握住右（左）侧衣袖，引导儿童右（左）手肘弯曲、向下拉直到手臂脱出衣袖。将脱下的衣服整理、放置于紧靠对侧身体的位置，再重复另一侧，直至脱下衣服。

仰卧位脱裤子。选择松紧带的裤子，扶住儿童髋部，帮助其抬高臀部，家长将裤子拉至膝盖上方。接着引导并帮助其将一侧腿抬起来、脱下同侧裤腿。重复另一侧腿，直至脱下裤子。

2）能独坐但不稳定者。

坐位下穿衣。儿童取端坐位，双脚踩实稳定平面，身体紧靠一坚实平面（椅背、墙面等）。家长整理衣服，露出衣服的领口，让儿童看到，并引导其慢慢将头伸入领口。接着将右侧袖筒堆缩成圆环状，让儿童用一只手抓住袖筒，另一只手举起并伸进袖筒内；重复另一侧。家长辅助儿童的上肢伸出衣袖固定其躯干，最后诱导或辅助其整理好衣服。

坐位下穿裤子。儿童坐在床上、垫子上，家长在其身后给予保护，引导其分别抬左 / 右腿、伸进左 / 右裤腿。接着引导儿童从坐位转换到仰卧位、用双手将裤子拉至膝盖上。然后引导儿童屈腿、双脚踩地、抬高臀部，提好裤子。再从仰卧位转换到坐位。

坐位下脱衣。儿童坐在床边、地垫上或靠坐下，双脚支撑在平面上，坐稳。家长一只手从衣服下摆伸入，握住儿童的手肘上方，引导并帮助其屈肘、向下拉，另一手抓住此侧袖口，将手臂脱出来。重复另一侧。接着双手分别抓住衣服领口两侧，引导并帮助儿童将头从衣领处套出来。

坐位下脱裤子。儿童坐在床上、垫子上，家长在其身后给予保护。引导并帮助儿童臀部抬离平面，帮助并引导儿童拉下裤腰至膝盖上方。引导其将一侧腿抬起、脱下此侧裤腿。重复另一侧，直至脱下裤子。

坐位下穿脱袜子。儿童稳坐在床上、垫子上、椅子上，家长在其身后给予保护，或可靠在墙角处。家长引导儿童抬起脚，将袜子套在抬起的脚趾上。家长分别握住儿童抓有袜筒的双手，引导并帮助其向上拉袜筒，直至穿好袜子。脱袜子时：1 岁以内，可帮助儿童抓住袜头，用力往下拉；1 岁以上，可以帮助儿童抓住袜筒两边慢慢往下推，直到脱下。

坐位下穿脱鞋子。儿童稳坐在床上、垫子上、椅子上，家长在其身后给予保护，或可靠在墙角处。引导儿童抬起脚，将脚伸进鞋内。接着引导或帮助儿童粘好魔术贴。脱鞋时，先引导或帮助儿童打开魔术贴，再让其握住鞋帮，然后将脚从鞋内拔出来。

3）能独站或独走者。

站立位穿衣。儿童靠墙站立，或独站，或面对椅背站立。让儿童一只手扶扶手。引导其将衣服套入头颈或披上衣服。接着引导儿童举起一侧手臂、伸进袖筒里。重复另一侧。然后引导其先一侧，后另一侧地往下拉衣服，直至整理好。

站立位穿裤。准备高度适合的凳子和有椅背的椅子各一张，必要时家长需要辅助固定凳子和椅子。让儿童坐在凳子上，双脚踩实，面对椅子。一侧腿弯曲、抬起脚、伸入裤筒中，并拉至膝盖上方；重复另一侧。接着一手握住前方的椅背，另一手抓住裤腰，边由坐变站、边将裤子提上，直至整理好（图 11-3、图 11-4）。

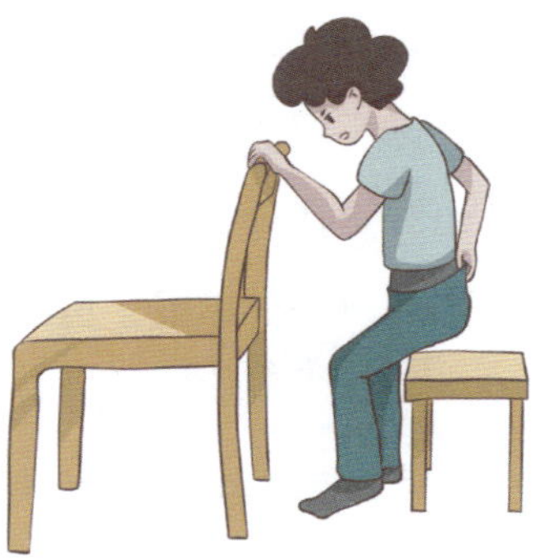

图 11-3
扶椅背穿裤子

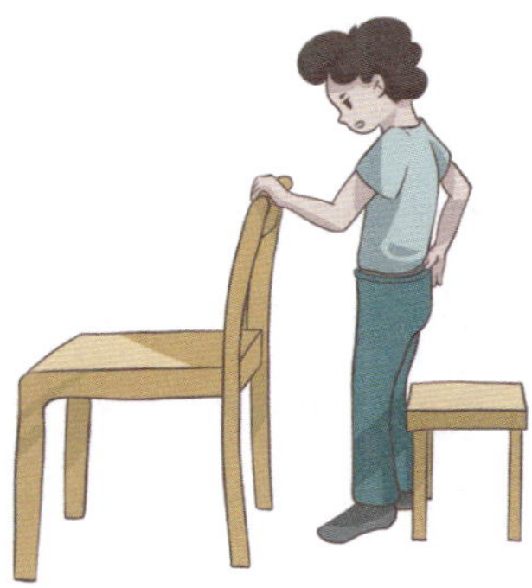

图 11-4
扶椅背穿裤子

坐位下脱衣。儿童坐位，家长引导儿童一手抓住一侧袖口，将该侧的手肘弯曲并向下拉袖筒，将手臂脱出。重复另一侧。然后引导儿童用双手握住已折叠至领口的衣服上提，直至头部脱离领口。

（二）如厕

如厕是人类的一项基本生活活动，其完成过程相当复杂。个体需要熟悉自身身体及其功能，学会协调身体动作与认知任务，并能整合身体感觉并作出适当反应。然而，对于脊髓性肌萎缩症的儿童来说，他们在如厕过程中不仅面临身体功能障碍，如无法独坐、移动或保持稳定姿势，还可能遭遇排便异常（如无规律、便秘等）、心理健康问题（如过度敏感、心理需求无法满足等）等一系列挑战。

为了帮助脊髓性肌萎缩症儿童逐步建立对如厕的认知并鼓励他们逐渐独立完成这一任务，家长需要制订一个计划并实施。儿童需要保持足够的时间来完成整个过程，这不仅需要记忆力，还需要集中注意力。在这个过程中，儿童也需要在一定程度上理解家长的指导和指令，并能够表达自己对如厕过程的感受。因此，家长的耐心和持续支持至关重要。

根据儿童的如厕功能发展，可以分为尿布期和坐便期两个阶段。以下将通过这两个阶段向家长提供具体介绍。

1. 尿布期。

儿童通常整天都穿着尿布，因此他们不需要担心如厕问题。他们可能会感到潮湿和不适，并没有真正意识到如厕的概念。因此，如果儿童的自理能力尚不足以主动呼唤家长，可以继续使用尿布，但需要保持定期更换尿布，帮助儿童经常翻身以方便更换尿布，同时预防压疮。

然而，如果儿童已经能够主动表达需求，家长即可开始训练如厕技能，通过家长耐心和细心的鼓励和引导，慢慢引导儿童理解如厕概念，掌握整个过程中所需要完成的每个动作。

（1）建立如厕概念。

规律如厕习惯。定时带儿童到厕所，尤其是在吃饭后、起床后或睡觉前等固定时间段。这有助于儿童逐步建立与排尿和排便的自然联系，增强如厕的感觉。

身体感觉引导。利用身体感觉帮助儿童更好地识别和理解身体的信号。例如，当他们感到尿急或排便的欲望时，可以通过语言提醒或触觉刺激（如轻轻拍拍他们的肚子），来帮助儿童建立这些感知觉。这样，儿童就能更好地将身体感觉与实际的如厕需求联系起来。

简单指令引导。通过简洁明了的指令，鼓励并帮助儿童理解何时需要上厕所。例如，“我们去厕所”或“需要去尿尿了”这样的语言提示，可以帮助他们形成对如厕的期待感。当儿童开始表现出想去厕所的迹象时，及时给予指令引导，让他们知道这是正常的过程。

提供正面反馈。当儿童能够成功识别并表达出如厕的需求时，要及时给予正面的反馈和鼓励。可以用简单的语言告诉儿童：“你做得很好，知道要去厕所！”这种积极的反馈能够增强儿童的自信心和成就感，并鼓励他们继续练习。

多种表达方式。当儿童学会语言表达后，家长还可以鼓励他们通过手势或其他表达方式告知自己需要上厕所。例如，教儿童用简单的手势（如指指肚子或做“去厕所”动作）来表达需要上厕所的意图。通过重复训练，儿童会逐渐学会如何主动表达自己的需求。

（2）帮助儿童适应如厕环境。

感受干爽。在儿童完成如厕后，家长可以让其尝试一段时间内不穿尿布，使其感受干爽感，并理解尿布与如厕之间的区别。在此过程中，家长需要密切关注儿童的表现，确保他们在没有使用尿布的情况下能够及时表达并去厕所。

学会忍耐。训练进厕所排便前，可以鼓励有便意的儿童学着忍耐一段时间。例如，当儿童表示有如厕需求时，家长可以让儿童学会稍微等待，直到到达厕所、马桶时再如厕。这不仅能帮助儿童建立如厕的规律性，还能让他们理解控制和耐心等待的重要性。

（3）如何判断儿童可以进入坐便期。

如果儿童已经具备了以下的能力，就可以开始坐便期的如厕准备：①是否意识到干与湿之间的区别；②上厕所的间隔时间是否可超过 2 小时；③是否能有意识地控制便意，到达厕所或马桶（自行到达或家长辅助到达均可）后再排便；④是否会强烈表达自己上厕所的需求。

2. 坐便期。

（1）坐便器的选择：进入坐便期时，首先需要根据儿童的身体能力和需求选择合适的坐便器。

对于 1 型和 2 型脊髓性肌萎缩症儿童，如厕时的安全至关重要。因此，应选择带有安全带或扶手较高的坐便器，以确保儿童在使用过程中不会摔倒或滑落（图 11-5、图 11-6）。

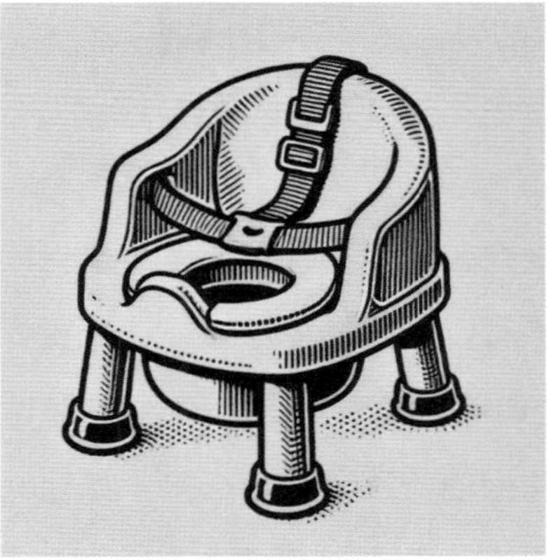

图 11-5
装有安全带的坐便器

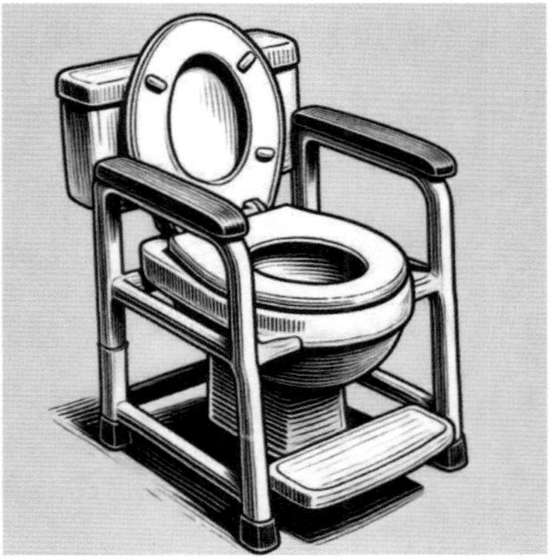

图 11-6
装有扶手的坐便器

坐便器的材料应结实、耐用、轻便且易于清洗。底部宽大的坐便器更稳定，不易被踢翻；便器内部成曲线形，便于清洗；有靠背和扶手的坐便器更仿真，也便于儿童自我保护。此外，动物、汽车等形状或能发声、能变色的坐便器可以增加儿童的兴趣；防溅罩可以有效预防尿液外溅；坐便器盖能防止异味溢出。在使用时，可以在坐便器内放一张纸，使其更易清洗；定期使用温肥皂水清洗，可有效防止异味。

（2）坐便期的身体功能训练：由于脊髓性肌萎缩症儿童的躯干控制能力较弱，训练的重点是强化坐位平衡能力，同时考虑方便清洁。可让儿童双手支撑在前方的椅子或小桌子上（图 11-7），双脚踩在地面上。家长可以辅助儿童抬起臀部，同时保持他们的手或肘支撑。此练习有助于在双脚负重时保持躯干和双上肢的稳定，便于清洁臀部动作。

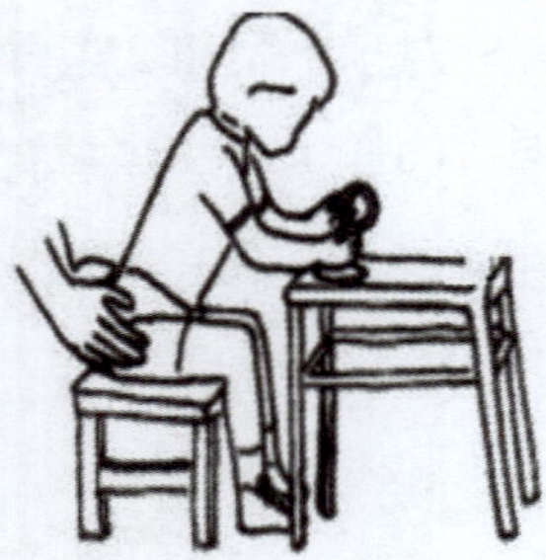

图 11-7
手臂支撑下辅助抬臀

（3）让儿童熟悉坐便器。

适应训练。让儿童穿着尿布坐在坐便器上，逐渐适应坐便器的形状和质感。待熟悉且习惯后，可以尝试摘掉尿布，让儿童光着屁股坐在上面。如果儿童愿意，说明已经完全适应了坐便器。

游戏互动。通过游戏让儿童和坐便器逐渐熟悉起来。如让儿童喜欢的娃娃坐在坐便器上，陪儿童一起玩“嗯嗯”和“嘘嘘”的游戏，使如厕训练变得更有趣。

（4）增强儿童的自信心和自尊心。

积极反馈。家长应通过积极的反馈和鼓励来增强儿童的自信。当儿童成功完成每一个小步骤时，及时给予肯定的表扬，如“你做得很好！”这种正面的反馈能帮助儿童感受到成就感和自豪感。

设定小目标。将如厕训练过程分成几个小阶段，每当儿童完成一个阶段，例如独立使用便盆或在规定时间内去厕所，即可给予庆祝和表扬。这不仅能增强儿童的自信，还可激励他们继续努力。

保持耐心。儿童在训练过程中可能会遇到挫折或出现意外，家长应避免责备等负面反馈，应提供支持，告诉儿童：“没关系，大家都会遇到困难”。这样就可以帮助儿童在挑战中保持积极的态度。

尊重隐私。随着儿童逐渐具备独立如厕能力，家长要尊重他们的隐私，给予他们一定的独立空间。这样做能帮助儿童感受到自己的成长和独立性。

趣味引导。家长应持续保持积极的态度，通过游戏和故事等方式让如厕训练充满趣味，避免让儿童产生压力和挫败感。只有这样，儿童才能在轻松愉快的环境中学会如厕技能，同时也建立了他们的自信和自尊。

通过上述方法，家长能够助力脊髓性肌萎缩症儿童逐步掌握坐便期的如厕技能，进而提升他们的自理能力与自信心。这一过程虽需家长投入耐心与细心，但凭借持续的支持与鼓励，儿童定能更出色地掌握此技能。

（三）洗漱与个人卫生

当脊髓性肌萎缩症儿童的身体功能出现退化时，洗漱这类日常活动对他们而言将变得愈发困难，尤其是像洗澡这样较为复杂的清洁任务。随着儿童的身高增长和体重增加，家长在协助儿童进行洗漱时也常常会面临诸多挑战。那些仍能独立行走的儿童，或许还能自行完成部分洗漱活动；而那些已经丧失行走能力的儿童，则可能会因移动不便而在洗漱时需要借助一些辅助器具来维持平衡，以确保安全和顺利完成洗漱过程。

1. 刷牙 由于脊髓性肌萎缩症儿童的面部及口腔周围肌肉无力、僵硬且短缩，他们常会面临咀嚼与吞咽的挑战，这使得他们更倾向于选择软食或半流食。然而，长期偏好这类食物可能会引发牙齿咬合不正或排列不齐，甚至影响下颌骨的正常发育，导致牙齿生长缓慢及发育不良，另外骨质问题也可能使他们更容易出现与牙齿有关的问题。因此，脊髓性肌萎缩症儿童需要格外重视口腔卫生，积极预防蛀牙，降低牙周病风险。

（1）选择合适的工具：对于小年龄儿童或刚开始出牙的宝宝，可以使用纱布或指套牙刷轻轻擦拭牙齿和牙龈，帮助他们适应刷牙的感觉。对于稍大些的儿童，可以选择软硅胶牙刷，这种牙刷较为温和，不会对口腔造成刺激；对于已经长出较多牙齿的儿童，可选用软毛牙刷，其柔软的刷毛能够更好地清洁牙齿，同时减少对牙龈的损伤。

（2）使用合适的牙膏：低浓度的含氟牙膏具有防龋效果，每次使用量控制在 0.5 克以内，防止儿童误食；对于年龄较小的儿童，也可以选择无氟牙膏，以减少误吞的风险。

（3）刷牙技巧：刷牙时动作要轻柔，确保覆盖所有牙齿表面，包括牙龈边缘。可以采用“圆弧法”或“巴氏刷牙法”，帮助儿童更好地清洁牙齿。可将刷牙过程分解为多个步骤，逐步引导儿童练习，如先刷外侧，再刷内侧，最后刷咬合面。可以使用儿童粗柄牙刷或刷牙辅助器，帮助儿童更好地握住牙刷，提高刷牙动作的稳定性和效率。刷牙时应顺滑操作，上牙从上到下刷，下牙从下往上刷，确保里外都刷到；每天早晚各刷一次，每次 3～5 分钟。

由于刷牙可能是一个缓慢且耗时的过程，家长需要保持耐心，积极鼓励儿童参与刷牙过程，将刷牙时间变成一种愉快的亲子互动时间，以便养成每日坚持刷牙的好习惯。

（4）培养自理能力：每天固定时间刷牙，帮助儿童养成良好的习惯。家长可以亲自示范刷牙的正确方法，让儿童观察并模仿。对于年龄较大的儿童，可以在家长的监督和指导下，鼓励他们自己刷牙，逐步培养其自理能力。

（5）增加趣味性：通过游戏的方式增加刷牙的趣味性，例如可以和儿童一起玩“刷牙比赛”，看谁刷得更干净；选择带有卡通形象或能发声、发光的牙刷，吸引儿童的注意力，提高他们刷牙的兴趣；当儿童完成刷牙任务时，给予适当的奖励，如贴纸或小玩具，增强他们的成就感。

（6）健康管理和定期检查：定期带儿童进行口腔检查，监测牙齿发育和口腔健康状况，及时发现并处理口腔问题，如龋齿或牙周病；如果儿童在刷牙过程中遇到困难，可以咨询专业的牙科医生或康复治疗师，获取个性化的建议和指导；在必要时，与牙科医生合作，进行正畸治疗或其他干预措施，以改善咬合不正或其他牙齿问题；确保营养充足，以支持整体健康和牙齿的发育。

（7）训练方法。

不能独坐者。采用仰卧位，帮助脊髓性肌萎缩症儿童的头部转向一侧，防止误吞牙膏或发生呛咳。由家长使用纱布或软牙刷进行牙齿清洁。当出现口水过多时，可助其从口角流出，或使用手动负压引流器或吸痰器吸出多余的液体。

能独坐者。取坐位，可使用背部有支撑的座椅，保持头部竖直或稍向前倾。如果儿童的手无法抬至嘴边，家长可以协助其抬高握有牙刷的手臂，将牙刷放入口中，并随时调整刷牙的方向和力度，以避免弄伤牙龈。对于手部无力或活动受限的儿童，可以使用特制的牙刷握把，如加粗握把或手套式握把，以便于儿童更好地握住牙刷，提高刷牙动作的稳定性和自主性。

能独走者。选择合适高度的洗漱台，使儿童可以独立完成整个刷牙过程，包括拿取洗漱用品，家长只需要督促并检查儿童牙齿是否已刷干净。

2. 洗脸。

（1）基本要点：①为儿童准备专用的脸盆，定期清洗和消毒，保持清洁卫生；②使用柔软的毛巾或洗脸巾，减少对皮肤的摩擦，避免损伤皮肤；③一般情况下，用清水洗脸即可，尽量避免使用香皂或洗面奶，以免刺激皮肤；④确保水温适中，不要太热或太冷（接近体温），以免造成烫伤或不适等；⑤可以在洗脸时播放儿童喜欢的音乐，让洗脸过程变得更加愉快；⑥鼓励儿童尽可能多地参与洗脸过程，以增强他们的自理能力和自信心。

（2）训练方法。

不能独坐者。①辅助洗脸，家长提供辅助，将洗脸过程分解成小步骤，例如先擦洗眼睛周围，再清洗鼻子和脸颊，最后清洗额头和下颌，动作要轻、慢、柔，避免对儿童造成不适；②儿童脸部皮肤清洗后较易干燥，可以适当涂抹一些儿童润肤乳，保持皮肤滋润。

能独坐者。为了帮助儿童更好地独立完成洗脸动作，可以对环境或洗脸用具进行一些调整，使儿童能够更方便地操作。在儿童面前的桌上放置一个脸盆，让儿童在稳定的坐姿下能够独立完成洗脸动作（图 11-8），这种设置可以帮助儿童更好地调控水温，同时也便于他们自主操作。适当调整浴室洗脸台的高度，使其适合坐在轮椅上的儿童使用。此外，可以增加一个水龙头延伸器，让儿童方便在水龙头下方进行操作。这样的改造不仅有助于儿童完成洗脸，还能锻炼他们的上肢活动功能，增强自理能力。

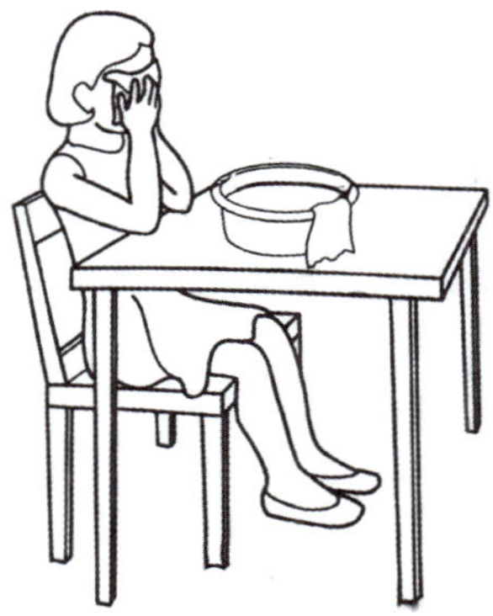

图 11-8
坐位下洗脸

（3）能独走者：鼓励并引导儿童独立在洗手间进行洗脸、洗手等自我清洁工作，指导儿童自行卷起衣袖，保持衣服整洁，避免将衣服弄湿或将水弄得到处都是；对于学龄儿童，家长可以引导他们按时起床，快速且有效完成洗漱活动，以培养良好的生活习惯。

3. 洗澡　洗澡是一项重要的清洁活动，对于脊髓性肌萎缩症儿童来说，需要特别注意安全和舒适性。以下是一些具体的建议。

（1）洗澡前的准备：不要在饥饿或饱腹状态下洗澡，需要在情绪稳定、安静清醒的状态下进行。浴盆放在安全的地方，保持房间温暖且通风良好。推荐夏天水温 37～38℃，冬天 39～40℃。根据脊髓性肌萎缩症儿童的功能水平，选择合适的浴盆或洗澡椅，确保浴室地面防滑，或在浴室墙壁、浴缸 / 盆边安装扶手。提前准备好毛巾（面巾、柔和的肥皂或沐浴露、沐浴球、大浴巾，最好是连帽的）、棉签等洗漱用品。

（2）不同能力儿童的洗浴方法。

不能独坐者。可使用后背及腋下有支撑的浴盆（图 11-9），或在浴盆底部铺一块大毛巾以防止打滑，以便家长进行清洗操作。在洗澡过程中，始终确保儿童的安全，避免口鼻进水引起呛咳或滑倒等意外。如果儿童感到紧张，家长可先用手将水轻柔地泼在儿童身上，然后从臀部开始，缓慢地将儿童放置在浴盆中，并尽量缩短洗澡时间。

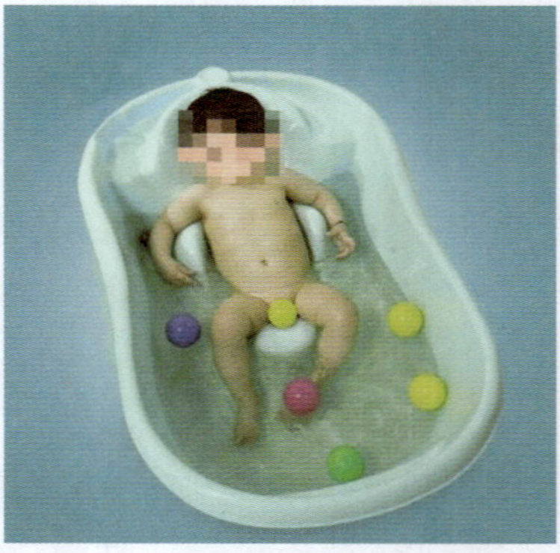

图 11-9
带有支撑槽的浴盆

能独坐者。如果家中有浴缸，儿童可以独立坐在浴缸中洗澡。但随着儿童逐渐长大，身高和体重增加，家长帮助儿童进出浴缸会变得越来越困难，此时可使用一些如升降机等适应性设备来帮助完成洗浴活动。或可在淋浴间中放置洗澡椅（图 11-10），或在墙面安装可折叠的洗澡椅（图 11-11），可让儿童坐着洗澡，需要注意防范跌倒风险。

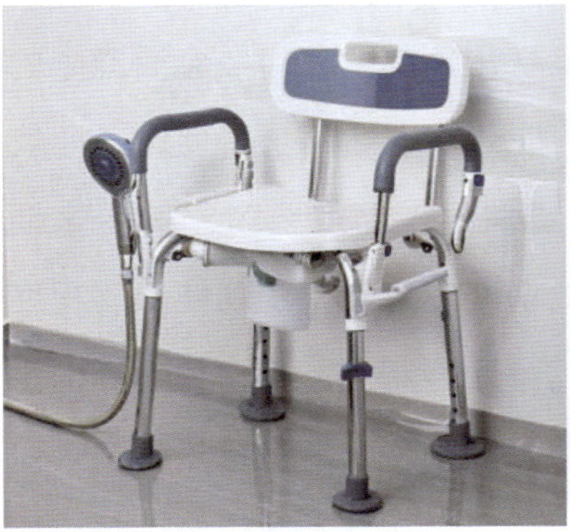

图 11-10
洗澡椅

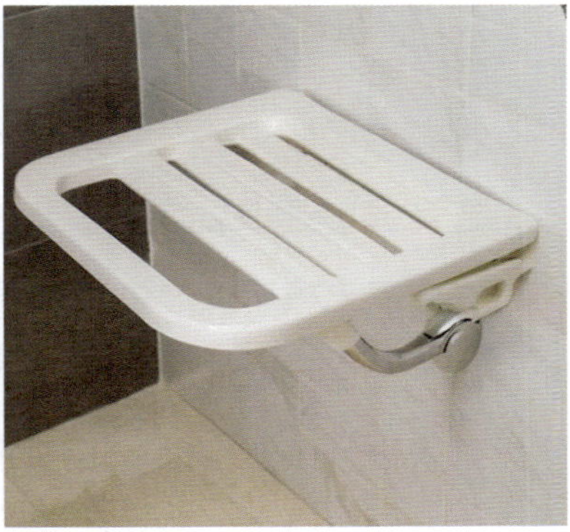

图 11-11
安装在墙面上可折叠的洗澡椅

能独走者。站立稳定的儿童鼓励使用淋浴进行洗澡。在浴室增加扶手，可辅助儿童在洗澡时保持平衡；必要时可在浴室铺上防滑地垫。儿童可能更喜欢在浴缸里玩耍，可以引导儿童自己进出浴缸，其间注意防止滑倒，需要时可加装防摔装置。可使用长柄洗澡刷，方便儿童能够触及身体的不同部位。可使用手持式淋浴头，便于调节水流方向和流速。在洗澡过程中与儿童保持沟通，询问他们的感受，确保他们感到舒适和安全。家长应鼓励儿童尽可能多地参与洗澡过程，如自己调节水温、使用不同的洗澡工具等。即使儿童只能完成部分步骤，也要给予积极的反馈和鼓励。

三、居家环境改造

无障碍环境的缺乏是导致脊髓性肌萎缩症儿童难以参与家庭和社会活动的重要因素。积极进行居家环境改造，不仅可以提高儿童在家庭和社会活动中的参与度，提升其生活质量，促进身心健康；还能减轻家长的负担，为脊髓性肌萎缩症儿童家庭带来便利。在居家无障碍改造中，需要先切实了解儿童的功能障碍程度和特点、儿童和家庭的生活需求，再因地制宜、根据其实际的生活场景来进行改造，以真正满足儿童需要。康复锻炼是脊髓性肌萎缩症儿童治疗的重要环节，因此，居家环境改造除尽可能便捷生活外，还需注意居家康复训练设施的完善，并始终将居家环境安全放在首位。

（一）卧室

卧室作为日常生活中最重要的场所之一，是环境改造的关键所在。便捷的卧室环境可提升儿童的睡眠、休息及学习工作的舒适度。在改造过程中，可以利用多种形式来提高脊髓性肌萎缩症儿童的自理能力：如空间较小的卧室可以使用滑动门或折叠门以及手柄式门，确保轮椅的停留及旋转空间；床的高度应不高于45

厘米，插座高度建议设置在约为 40 厘米处等。

1. 应用翻身床 可帮助主动活动能力较弱的脊髓性肌萎缩症儿童实现相对独立的翻身功能（图 11-12），亦可将翻身床设计为智能声控与遥控器相结合的控制方式，这种设计不仅能为儿童带来便利，又能锻炼他们手指的灵活性、充分发挥其残存的功能。此外，为预防压疮的发生，也可考虑增加防压疮气垫床、防压疮手脚圈、坐卧减压垫圈等辅助设备。

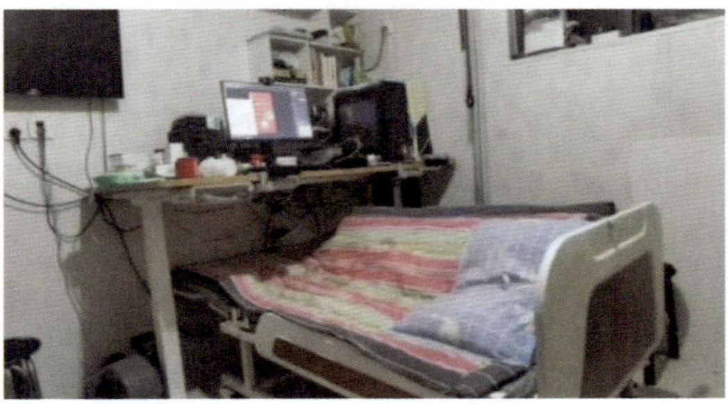

图 11-12
翻身床

2. 书桌与床相结合 许多脊髓性肌萎缩症儿童都有学习及工作需求，但碍于功能障碍而不能更好地参与其中；采用书桌与床相结合的形式可使他们自由地实现休息与学习、工作的切换，从而提高脊髓性肌萎缩症儿童社会活动的参与度，并减轻家长的负担。

升降桌与可调倾斜度的床组合，这种组合形式可以满足儿童在不同场景下的需求。例如，当儿童需要学习或工作时，可以将床调整到合适的倾斜角度，并将升降桌调整到合适的高度，让儿童能够舒适地进行学习或工作（图 11-13）。

为了确保儿童在使用书桌时的安全性和便利性，可在床边安装扶手。扶手不仅可以帮助儿童在起身或躺下时保持平衡，还能为他们提供额外的支撑，增强其独立转移的能力。

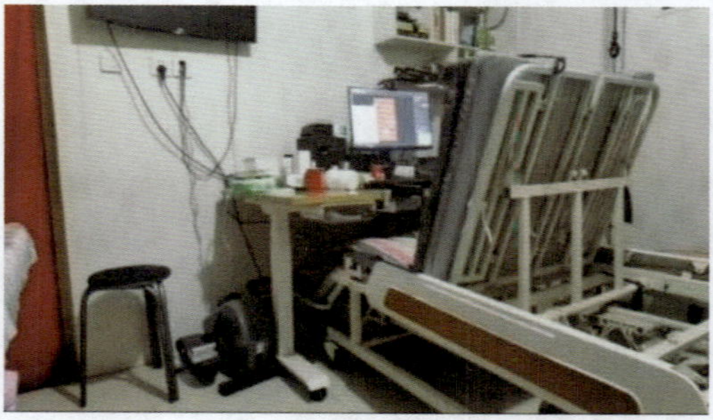

图 11-13
书桌与床相结合

（二）餐厅

在餐厅的改造中，需要特别注意调整餐桌高度以适配轮椅的高度，确保儿童能够舒适地用餐。对于不能独走的脊髓性肌萎缩症儿童，可以在卧室配置可移动、可升降床边桌，方便他们在不需要移动的情况下进餐。同时，餐厅内应预留足够的轮椅通道，让儿童能够自主地使用轮椅到达餐桌，并在需要时配置扶手以提供额外的支撑。此外，为了防止餐具滑动，可以在餐桌上配置防滑垫或使用底部带吸盘的餐具，以确保用餐过程的安全和稳定。

（三）游戏室

建议可为儿童配置一个专用的游戏室或游戏角，作为儿童游戏、阅读、玩耍以及存放玩具的区域。游戏是儿童成长过程中的重要组成部分，也是他们最喜爱的活动之一。通过玩游戏，他们不仅可以锻炼肢体的灵活度，还能刺激大脑发育，促进身体各个功能的发展，进而完善健全的人格。

游戏室地面材料的选用，建议采用地板等硬质材料，以确保地面的平整和稳固，方便儿童活动。对于不能独坐的儿童，可为其选择较为轻便的玩具，适合在仰卧位、侧卧位或辅助坐位下使用，帮助锻炼上肢和手部功能。对于能坐或能走的儿童，可考虑将日常运动训练融入游戏中，增加训练的乐趣、增强儿童对训练的配合性和积极性，以促进康复训练的顺利进行。

（四）卫生间

卫生间是每个脊髓性肌萎缩症儿童都需要使用的、保持身体清洁的重要场所，因此设计和改造需要充分考虑不同功能的儿童在洗漱时的具体需求。

不能独坐者。可使用带有靠背和头部支撑的坐便器；可在浴盆内安装悬浮垫，为儿童提供身体支撑。此外，使用平躺式洗头盆可以方便家长为儿童在仰卧位洗头。

能独坐者。选择高度适中的马桶，或可在儿童的脚下放置一高度合适的小凳子，以确保儿童坐着时大腿与小腿呈 90°，双脚能平踩在地面或凳子上；必要时可在马桶左右两侧安装扶手，为儿童的移动提供支撑和保护，对于上肢力量较好的儿童，扶手也可作为坐站转移时的支撑物。没有马桶的家庭也可以在蹲便器上放上坐便椅，专供脊髓性肌萎缩症儿童使用。

能独走者。墙边安装扶手，以防止滑倒；浴室内可配置洗浴椅，供耐力不足者使用；洗澡时可使用长柄刷，便于儿童在洗澡时能够自行清洗身体各部位；在马桶两边配置扶手，辅助儿童进行坐站转移；安装儿童专用的洗手池，并将毛巾挂架调整到他们能够触及的位置，或可准备一个小扶梯，方便儿童能上下台阶来使用成人的洗手池。

需要注意的是，卫生间是一个容易积水、湿滑的区域。无论儿童移动能力如何，都应时刻保持地面干爽，必要时可铺上防滑垫，以避免脊髓性肌萎缩症儿童或辅助的家长滑倒。

（五）客厅

客厅是家庭活动的核心区域，对于脊髓性肌萎缩症儿童来说，合理的布局和设计可以显著提升他们的活动便利性和安全性。

不能独坐者。因为长期需要躺、坐、站转移专用设备，客厅内应预留足够的空间，以便设备能够自由移动。

能独坐者。需要预留一定的空间，以便儿童能够顺利地在轮椅、助行器和沙发间转移，确保他们在客厅内的活动不受限制。

扶走或独走者。尽量避免放置有尖锐棱角的家具，以减少儿童在活动过程中受伤的风险。如果客厅内必须放置此类家具，建议在棱角处贴上防撞条，以提供额外的保护。

（六）厨房

厨房的改造适用于有烹饪需求或有一定上肢功能者。具体的改造方案可根据厨房使用者的不同功能和需求来设定：选用较为轻便的厨房用具，包括锅具、切菜板等，可减少实际操作时的难度；对于不能独站独走、需要使用轮椅的儿童，可适当降低台面和灶台的高度，同时预留轮椅进出和转向的空间。

厨房是一个失火风险相对较高的区域，而脊髓性肌萎缩症儿童本身存在不同程度的运动功能障碍、自救能力更弱，因此厨房内必须配备足够的安全措施，如灶台应配备安全防火装置，确保在必要时能够及时切断火源；厨房内安装自动灭火装置，以应对可能的火灾风险；安装燃气报警装置，及时检测燃气泄漏，确保厨房的安全。

（七）走廊

走廊是连接各个房间的重要通道，需要使用无障碍设施，以方便脊髓性肌萎缩症儿童在房间内转移。走廊的宽度应不小于 1.2 米，以满足轮椅的通行需求；走廊应保持平坦、无障碍物，避免台阶或门槛。针对可扶走或较弱的能独走儿童，可在通道的一侧或两侧设置扶手，高度应适合儿童的身高，便于他们在行走或转移时提供支撑；扶手的材质应选择防滑、易握的扶手材质，确保使用时的安全性和舒适性。

（八）阳台

阳台是家庭生活的重要延伸空间，因此可选择与客厅相连的通铺式地板，避免因凹槽或门槛造成的阻断；在阳台内、客厅到阳台的转折处预留足够的空间，确保轮椅和助行器能顺畅移动。安装可升降晾衣架，以便调节晾衣高度，减少操作难度。在阳台墙面高度合适的扶手，确保阳台地面、墙面不放尖锐物品。

（九）庭院

相对室内，庭院是有一个地形较为复杂的区域，因此在改造时需要一些特殊的要求：庭院内的无障碍通道和坡道应与室内连接，宽度不应小于 1.2 米以便让轮椅通行，同时确保通道连续、平整、防滑，且无反光，通道和坡道两侧应安装扶手；庭院地面应平整，最好能使用防滑材料铺设，并有适当的倾斜度和排水系统，以防止积水；确保庭院内有安全扶手和足够的照明，地面不放尖锐装饰物。

四、居家、社区、学校等环境下的移动

活动能力较弱的脊髓性肌萎缩症儿童在运动和转移过程中常常遭遇困难，尤其是随着年龄增长、体型增大、体重增高，这种困难尤为明显。在康复治疗中，除了着重强化他们的运动功能外，选择合适的移动辅具进行功能代偿以及对相应的生活环境进行改造，能够有效

提高其移动能力及生活质量，改善社交能力，增强自主性，同时也能减轻一部分的家庭负担。此外，我们还需重视相应辅具的管理和维护，确保其安全可靠地使用，从而为脊髓性肌萎缩症儿童提供全方位的健康保障和生活支持。

（一）移动

脊髓性肌萎缩症儿童的移动能力因病情严重程度不同，其移动能力存在显著差异。因此，需要根据其具体的运动功能，在居家、社区和学校等不同环境中采取针对性的策略，在移动过程中，家长应以鼓励、诱导为主，帮助为辅，以帮助儿童逐步习得不同环境下的移动相关技能。

1. 居家。

（1）床上翻身（辅助翻身）：儿童仰卧位，将其双臂交叉于胸前（避免下方手臂受压），家长站在儿童待翻身的对侧；家长一手托住孩子肩胛骨，另一手扶住骨盆，缓慢向目标方向翻身；此过程中注意头部位置，若儿童移动能力较差，则家长需要在翻身过程中辅助头部的转动（保持颈椎中立位）；翻身到侧卧位时亦可用楔形垫或长枕支撑背部，以维持侧卧位。若儿童有一定的翻身能力，家长可在其仰卧位时，将其一侧大腿或手臂向对侧移动，帮助儿童启动翻身动作，同时诱导和辅助儿童完成自主翻身。

（2）仰卧到坐位的转移：儿童仰卧位，家长站在儿童的一侧手臂旁、面向儿童；家长一手绕过儿童的肩部，以手部、前臂托着其对侧肩胛骨、肩部，另一手扶住儿童的对侧腰部；缓慢将孩子上半身抬起，同时将双腿从床沿垂下（保持膝关节自然弯曲）。若儿童有一定的移动能力，家长可先令儿童仰卧位时将一侧手臂支撑床面，家长在其身后辅助其肩部抬起、身体缓慢地向手臂支撑床面的一侧转动，同时辅助儿童以该侧手臂支撑坐起；或家长可引导儿童先从仰卧位翻身至俯卧位，再辅助其以双上肢支撑起身体并缓慢将身体转向，完成转移动作。

（3）从床向轮椅的转移。

不能独坐或独坐能力较弱者。将轮椅调整至与床同高并固定刹车；一人托住孩子肩颈和上背部，另一人托住腰臀和双腿；两人同步将儿童平移至轮椅中，确保儿童头部有颈托支撑；转移时避免直接拖拽儿童的手臂或腿部，以预防关节脱位。

可独坐不能独站者。将轮椅调整至与床同高并固定刹车，儿童坐于床沿，双脚平放在地面；家长站在儿童前方，双手扶住儿童的骨盆或腰部；孩子双手环抱家长颈部，家长缓慢引导其站起并转身至轮椅前，辅助其缓慢坐下，并调整姿势至舒适位置；必要时可将转移板（宽 30 厘米带防滑涂层）搭置于床和轮椅之间，儿童在家长的辅助下通过臀部在转移板上缓慢挪动以完成转移（图 11-14）。对于有一定扶行能力的儿童，家长可辅助其先从床沿扶持站

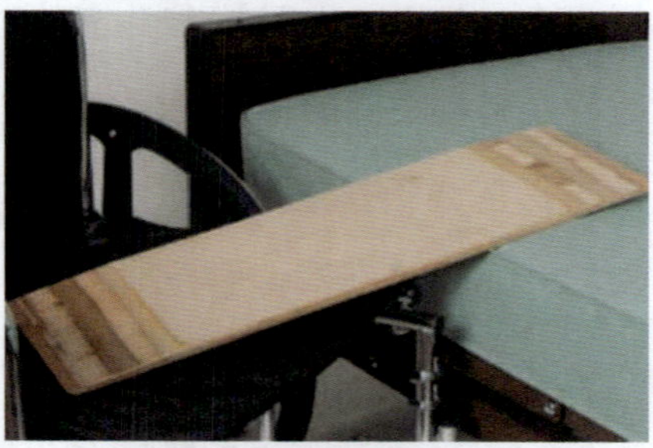

图 11-14
转移板

起，再转移至轮椅前，在家长的帮助下或自行扶物在轮椅上坐下。

（4）坐位到站立位的转移：家长面对孩子，引导孩子双手环抱家长颈部，身体前倾（重心前移），家长双手扶住孩子骨盆或腰部；家长用腿部力量缓慢引导孩子站起，孩子尽量用下肢力量配合（即使力量较弱，也可通过重心转移辅助完成）；站起后，家长保持双手扶住孩子骨盆，帮助其保持平衡。

（5）从地面向轮椅转移：若孩子意外滑落地面，可使用充气升降垫，手动泵充气抬升垫子至合适高度再实行转移；亦可在地面铺软垫，家长跪坐，将孩子背部靠于大腿，逐步托回轮椅。

（6）从轮椅向坐便椅转移：使用可调节高度的坐便椅，侧边加装L形扶手；家长辅助孩子从轮椅转移至坐便椅上（见本节“从床向轮椅的转移”）。

在居家环境下实施转移时，需要注意规避儿童跌落的风险。转移时应根据儿童具体的体型、功能适当调整转移方法，必要时家长需要借助工具或双人配合以完成转移活动。转移前检查固定带是否已解开、轮椅刹车是否已锁上，转移后需要将相应的固定带绑好、启动轮椅前需要确定已将刹车打开。必要时需要为床、坐便器、浴缸等家具装上防护栏，以减少儿童跌落的风险（见本章　三“居家环境改造”）。

2. 社区。

（1）轮椅向公园长椅转移：将轮椅与长椅并排，固定刹车；家长扶住孩子骨盆，辅助其缓慢平移至长椅；可在公园长椅上使用便携式坐垫，以增加舒适性和稳定性。

（2）轮椅向公共交通工具转移：如需要乘坐公交、地铁等公共交通工具，可提前预约无障碍服务，上车后需要使用车载轮椅固定带；若需要转移至公交或地铁的座位上，家长需要双人协作，一人托住肩颈，另一人托住腰臀，将儿童托起放置座位上；如果儿童有一定的扶站能力，可将轮椅移动至座位旁，儿童扶持公交或地铁的扶手，在家长的辅助下缓慢转移至座位上。

（3）从站立位向轮椅转移：儿童双手扶住轮椅扶手，家长站在儿童前方并扶持其骨盆，缓慢引导孩子坐下，确保重心平稳。

（4）从轮椅到马桶的转移：选择合适的无障碍卫生间，确保空间足够，将轮椅移动至马桶旁，制动轮椅，拉起脚踏板；家长面对儿童站立，儿童用手撑住轮椅扶手，同时身体前倾并站起，家长扶持儿童骨盆，协助其向马桶平移。若空间允许，也可让轮椅正对着马桶。孩子双手握住轮椅扶手，身体前倾，家长双手环绕孩子腰部或腋下，协助其抬起臀部并站立，再缓慢向前移动到马桶上。

（5）从马桶到轮椅的转移：先将轮椅移动至马桶旁，与马桶并列放置，儿童先调整好身体在马桶上的位置，双脚平稳踩地，双手握住马桶扶手，然后身体前倾，借助手臂和腿部力量抬起臀部，家长站在儿童前方，双手托住儿童腰部或腋下，给予适当助力，帮助孩子缓慢站起并向轮椅移动，直到平稳坐在轮椅上。

社区环境的地形较居家环境更为复杂、移动时跌倒的风险相对更大。因此，外出时尽量选择无障碍通道（如斜坡、电梯等），必要时可携带折叠助行器，以提供额外支撑；在外活动时尽量选择平坦、配有无障碍设施的公园或社区活动，出行时避免走湿滑或不平整的地面。同时，外出时可携带相应的设备，以避免在户外跌倒后受伤，如使用带防倾轮的轮椅以防后翻、穿戴髋部保护器以减少跌倒冲击、未能独坐的儿童使用带头托和胸带的高靠背轮椅以防止前倾或侧倒；独走能力欠佳的儿童可穿戴软质头盔以减少跌倒后对头部的撞击。家长需要教导儿童使用紧急呼叫设备，如智能手环等，以便儿童在跌倒后能迅速呼救。

3. 学校。

（1）教室座位与轮椅间转移：将轮椅移动至座位旁与座位并列，制动轮椅；儿童双手撑在轮椅扶手上，身体前倾并站起，旁人站在前方扶持其骨盆，辅助其缓慢平移到座位上。

（2）上下楼梯转移：有条件的学校设有无障碍电梯。若只能走楼梯，可采用多人协作，儿童坐在特制转移座椅或轮椅上，几位同学或老师协助家长缓慢抬着孩子上下楼梯。

（3）不同教学区域间转移：在从教室到实验室、图书馆等其他区域时，要提前规划好路线，移除路线上的障碍物。转移过程中，让儿童保持舒适坐姿，双手扶稳轮椅扶手，推动轮椅的老师或同学控制好速度和方向，过门槛或不平整路面时要提前告知儿童并缓慢通过。

（4）如厕的转移：可参考社区轮椅向马桶的转移，必要时可根据具体情况进行个性化的调整。

为预防在学校环境内跌倒，可调整儿童课室内的课桌椅、书架等家具布局，保证通道宽敞、无杂物，以便让轮椅通过。对于有一定步行能力的儿童，可为其配备合适的助行器、拐杖等辅助器具，帮助其保持平衡和支撑身体重量。应为儿童选择鞋底有良好的防滑性能，鞋型合脚、稳固，以减少跌倒风险。步行能力欠佳的儿童，在转移时应充分利用学校内的无障碍设施，如走廊、卫生间扶手等。家长应教育儿童提高安全意识，尽量避免与同学奔跑打闹或在湿滑路面上行走。

（二）转移和转移设备

脊髓性肌萎缩症儿童需要使用各种辅具来帮助日常生活和移动，以下是一些常见的起吊设备、床上转移设备和代步器，家长应在专业人士的指导下选择和使用。

1. 起吊设备 起吊设备可以帮助体重较大的且功能较弱的儿童进行上下床、进出浴室等活动。常见的起吊设备有升降机、滑轮、提升带等。

2. 床椅转移设备 床上转移设备可以帮助儿童从床上滑到轮椅上或其他地方。常见的床上转移设备有转移板，适用于能力较强的可独坐者或较弱的可独走者。

3. 代步器 代步器是一种帮助儿童进行短距离移动的辅具，代步器需要适合他们的身高和体重，同时还需要易于操作和操控。

常用的代步器有助行器、外骨骼机器人、户外三轮车、爬楼机等。

需要注意的是，脊髓性肌萎缩症儿童的移动方式和需要使用的移动工具应该根据他们的具体情况和医生的建议来确定，以确保他们的安全和舒适性。同时，定期进行康复评估和训练也是非常重要的，脊髓性肌萎缩症儿童及家庭成员应该接受相关的培训和指导，了解正确的使用方法和维护保养，确保安全有效地使用这些移动功能。

五、居家游戏、健身和娱乐活动

游戏是儿童早期学习的重要方式，是儿童成长过程中不可或缺的一部分。其核心在于激发儿童的兴趣和参与感，让他们在享受乐趣的同时，能积极、主动地学习知识、发展技能和探索世界。对脊髓性肌萎缩症儿童而言，游戏不仅能提高其对治疗的主动性和参与性、提高肢体协调能力和运动整合性，还能在游戏过程中增强其认知、表达、社交等非运动技能。因此，游戏对脊髓性肌萎缩症儿童具有重要意义。而因为脊髓性肌萎缩症儿童本身存在不同程度的运动功能障碍，且年龄、认知水平、兴趣各异，所以他们的游戏方式会有较多变化，以下是一些游戏的建议。

1. 音乐律动 适用于所有脊髓性肌萎缩症儿童。家长播放儿童喜欢的音乐或为其唱歌，带着或辅助儿童一起表演姿势和动作，如举手、拍肩、鼓掌、伸腿等。目的是促进肢体主动活动、改善关节活动范围，预防或减少继发的肌肉骨骼畸形。

2. 拔河游戏 适用于有一定坐位能力者。儿童取坐位，运动功能较好者可取站立位，家长与儿童面对面，两人手中各握住浴巾或绳子的一端进行拔河比赛。家长缓慢地拉动浴巾或绳子，引导儿童进行前后、左右地移动，同时让儿童体会往各方向移动的感觉，以提高其坐位或站立位下的平衡能力；家长拉动浴巾或绳子的幅度应视儿童具体的功能而定，即先小幅度拉动，待儿童有较完善的平衡能力后再大幅度拉动。家长在拔河时应保留适当的僵持时间，为儿童提供足够的动作反应时间；对于上肢有一定功能和力量的儿童，家长也可以施加适当的拉拽力量，以进一步激活上肢的肌肉、提高上肢力量，必要时可安排另一个家长在儿童身后保护，以避免儿童跌倒受伤。

3. 上肢保龄球 适用于有一定头部控制能力者。儿童取坐位或站立位，未能独坐的儿童可由家长扶坐或使用座椅。将各类有趣的小障碍物，如奥特曼、小熊等儿童喜欢的玩具放置在远处。让儿童用双手推动皮球，将远处的障碍物击倒。游戏的目的是改善上肢和躯干协调性、增加躯干稳定性、提高手眼协调能力、提高上肢力量和灵活性。皮球的大小和重量、玩具的摆放距离可视儿童的具体功能和年龄来调整，游戏的难度可随着其功能、上肢力量的改善逐渐增加难度。

4. 趴地投球 适用于有一定坐位能力和上肢支撑能力者。让儿童趴在花生球上，使用一侧上肢支撑地面，另一侧握持小球投掷，击倒远处的小玩具（图 11-15）。游戏目的是帮助儿童提高上肢支撑能力、上肢重心转换能力、身体控制能力和运动协调性。可根据儿童的具体功能，调整待击倒的小玩具的距离和小球的重量；也可以将投球游戏改为套圈游戏。

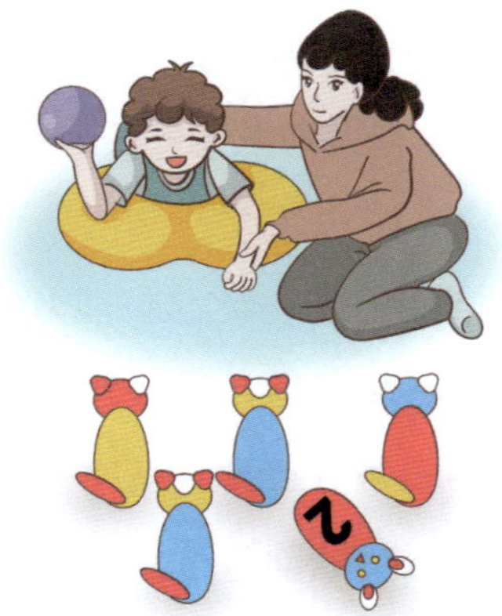

图 11-15
趴地投球

5. 脚背运沙包　适用于有一定坐位能力者。儿童取坐位或站立位，家长引导其用脚背勾起沙包后放入旁边的小桶内。可根据儿童的功能调整沙包的重量和位置，如儿童主动踝背伸（勾脚背）能力较差，则可选择较轻的沙包，或将沙包放置在小凳子上、部分置于小凳子边缘外，使儿童更容易通过勾脚背来够取沙包；家长亦可以直接将沙包放置在儿童脚背上。游戏的主要目的是通过运沙包的过程诱发儿童主动的勾脚背动作，以改善踝关节主动活动度和踝部控制性；对于以站立位训练的儿童，还可以提高其单腿支撑能力和站立平衡能力，但家长必须在旁边保护，以防儿童跌倒受伤。

6. 脚夹玩具 适用于有一定坐位能力者，儿童取坐位或站立位，家长引导其通过脚趾屈曲来抓取玩具，如沙包、毛绒玩具等。游戏目的是提高足底小肌群力量、帮助维持足弓；对于以站立位训练的儿童，还可以提高其单腿支撑能力和站立平衡能力，但家长必须在旁保护，以防儿童跌倒受伤。

7. “我爱打扫” 适用于有一定坐位能力者。准备好地板擦、扫帚、玩具耙子、积木、小玩偶、纸片等工具，儿童取坐位或站立位，家长引导其使用扫帚等工具将纸片、积木等物品扫入固定区域。通过用扫帚扫走纸片的动作可提高手部的抓握能力、上肢的协调能力和对工具的操作能力；往纸片处伸出手臂可锻炼儿童的躯干控制能力，提高坐位或站立位的平衡能力以及上肢的伸展能力。在进行游戏时，家长需要在旁保护以防止儿童跌倒受伤，必要时可辅助其维持坐位或站立位。用于扫除积木的扫帚等应尽量轻便，家长可适时调整活动难度，如待清扫物品从大、厚（如积木）到小、薄（如纸片），清扫距离和范围从近、小到远、大，以避免儿童过度疲劳或因不能完成游戏而产生挫败感。

8. “我爱收衣服” 适用于有一定移动能力者，包括爬行和步行。准备一个轻便的收纳篮、购物袋或背包等收纳工具，引导儿童带着收纳工具在室内收集衣服、玩具等指定杂物。在游戏时，儿童携带收纳工具的方式可视其功能而定，即不限于背着、推着或提着；家长亦可根据儿童具体的运动功能，将杂物放置在地面、沙发、书架等不同高度处，或在儿童收集杂物的路上设置小台阶等障碍物；杂物亦可随着儿童功能、力量的提高而逐步增加体积和重量。通过此游戏可提高儿童的移动能力、平衡能力、上肢伸展能力等，家长务必在旁边保护儿童以防其跌倒受伤，必要时可给予其鼓励。

9. 水杯运水 适用于能独走者。儿童用单手或双手握住一装有水的杯子，然后将杯中的水倒入前方的容器中。家长可根据儿童的运动能力，将装水的容器置于地面、桌子等不同高度的平面上；而杯子中水的容量，也可根据儿童上肢的力量增减。通过该游戏可提高儿童持物移动的能力，部分需要下蹲倒水的儿童，则可通过该动作来提高姿势转换、移动重心控制的能力。

10. 跳格子 适用于能步行或跳跃者。家长在地面画上大小合适的方格并标记上不同的颜色或数字，让儿童按颜色或数字的顺序跳格子或迈进格子里，功能较强的儿童亦可使用单腿跳跃的方式来完成游戏。家长可根据儿童的功能来调节方格的大小和距离的远近。通过此游戏，可锻炼儿童的单腿负重或跳跃能力、提高其运动平衡能力及运动技巧。

除以上游戏建议外，家长还可以根据儿童具体的运动功能、年龄、兴趣等特点，发挥自己的创造力为儿童设计合适的游戏。但无论进行何种游戏，均需要注意以下几点。

1. 家长在游戏过程中应营造一种轻松愉快的氛围，应以诱导、辅助、鼓励为主，切忌过分强调独立，甚至强迫儿童完成相应动作。游戏前应帮助儿童建立完成游戏的信心，游戏期间应及时肯定他们的尝试和努力，并适当提出改进建议。针对儿童不满意的结果，给予具体的改善建议。

2. 除运动功能障碍外，脊髓性肌萎缩症儿童的运动模式也存在不同程度的异常，因此家长在游戏初期，可以先为儿童示范正确的动作，并在游戏期间诱导儿童以正确的运动模式来完成，亦可允许他们存在适当的代偿运动，但不能由于他们动作异常而斥责他们，应以鼓励、示范为主。

3. 游戏的安全性是最重要的，家长应时刻注意保证儿童的安全，以防止其跌倒受伤；在游戏期间，不使用、也不在地面上放置尖锐的工具或玩具。在游戏时，要根据儿童的实际情况来调节难度，工具或玩具放置的高度和距离要合适，避免追求快速进步而强迫儿童进行高难度的活动。

4. 游戏时要选择与儿童能力和发展水平相匹配的玩具；尊重儿童的选择，允许儿童选择喜欢的、感兴趣的玩具。

（吴燕、翟淳、苏怡、李惠、朱敏、黄丽、彭朋、张华炜、薛洋、苏楠、胡乐、赵伊婷）

第十二章 点亮未来：社会融入和心理支持

一、日常生活和社交

虽然患病，但日常生活和社会交往仍是脊髓性肌萎缩症儿童生存的基础。这些儿童经常有许多关于成长和生活的困惑：包括自身的功能是否能安全地外出活动、能否找到合适的照护者陪同、如何合理分配生活和社交的时间、计划前往的地点是否有无障碍设施、社交中的人们对他们是否能认同或接纳等等。其中对他人的依赖和自身独立能力的缺乏是他们最普遍存在的问题，除了个人性格和心理差异的因素影响，运动功能和日常生活能力越强的儿童对此问题困扰越少。家人、照护者以及其他日常接触的人们对此疾病的理解和认知程度越高，越能有效减少这种心理负担。

另一个常见问题是脊髓性肌萎缩症儿童在去校园、餐厅、公园等公共场所时，应该预先考虑出行安排、准备所需物品、厘清活动顺序。例如，患儿能否方便地坐直梯上下楼，地面是否打滑，所到的空间是否足够轮椅移动，轮椅能不能顺利转移到交通工具上，需要独立上厕所时弄湿、身体倾斜或摔倒怎么处理等。一份周全的出行计划可以大大节约脊髓性肌萎缩症儿童的出行时间和体力，使他们在社交活动中精力更充沛，活动质量更高，种类更丰富。

在社交方面，部分调查显示疾病严重影响了脊髓性肌萎缩症儿童的社交。一些脊髓性肌萎缩症儿童表示除非有照护者陪同，否则无法参与任何社交。这种社交影响的原因一定程度上源于身体活动受限、沟通困难、感觉被别人另眼相看、被误解而产生的羞耻感等。

改善社交受限问题，应从脊髓性肌萎缩症儿童及其身边的家人或照护者做起，在日常生活中积极与脊髓性肌萎缩症儿童沟通，增强其社交能力和信心；经常创造脊髓性肌萎缩症儿童与外界的接触机会，提高周围环境对他们的接受和认可程度，降低他们被误解的主观感受。脊髓性肌萎缩症儿童在 2 ~ 3 岁时可以考虑参加适合的社交小组，当儿童在社交过程中感到紧张时，父母或照护者应在旁陪同，逐步引导儿童加入新环境。儿童在这样的环境下可以逐渐熟悉小组活动中的社交气氛，学会与家庭成员以外的成年人和儿童交往，了解集体活动的规则，减少对社交的紧张感。

二、学校教育和青少年成长

学校教育教导儿童学习文化知识和技能，也提供了脊髓性肌萎缩症儿童与同龄儿童的社交机会，促进了他们的健康成长。随着“融合教育”理念逐渐渗透到教育领域，社会给予特殊人群越来越多的关爱。大部分学校或教育机构在环境设计中，考量了各类特殊儿童入学的不同需求，如设置无障碍通道、扶手、轮椅等辅助移动设施，配备特教老师，优化考试条例等。为了让不同病情的脊髓性肌萎缩症儿童都能接受教育，家长可根据儿童的实际情况，选择去特殊的学校或机构学习。家长可以就儿童的具体情况、家庭的需求和专业人员讨论，最终选择合适的方案。例如不能全天上学的脊髓性肌萎缩症儿童可以适当缩减在校时间，余下的学习任务在家完成；或可请私教或在家中自学。对于在家学习的脊髓性肌萎缩症儿童，家长可为其进行以下训练来进一步提高学习能力。

1. 阅读能力训练 通过复述、倒背家长所报的一组数字，训练儿童的专注力，家长可以在报数时有意漏掉一个数字，让儿童补上。让儿童尽可能快地按一定顺序边读边指出表格上的数字或文字，或者临摹现有的几何图形、简单的线描画等，来训练儿童的视动统合能力。此外还可以语言与思维训练提高脊髓性肌萎缩症儿童的阅读能力，通过复述故事、提问因果关系和批判性讨论（如“你同意主人公的做法吗”），培养逻辑推理能力，也可以结合图文材料分级阅读，逐步提升理解深度。如果发现儿童有近视和远视，看书时距离过近或过远，阅读时容易疲劳，或有跳字、错行等问题，应该及时去专业医疗机构就诊。

2. 书写能力 许多脊髓性肌萎缩症儿童的手部肌力、手指灵巧度和协调能力比健康儿童弱，他们在书写过程中可能出现握笔过度用力、拇指按示指握笔、拇指过度屈曲等代偿姿势，异常的姿势和用力方式会影响书写质量、速度和耐力，降低儿童的学习效率。针对学龄期脊髓性肌萎缩症儿童的手部精细运动，可在家开展一些手指精细运动相关的游戏，例如拇指、示指指尖捏起小颗粒物放入盒子，拼插雪花片、捏橡皮泥、画迷宫提高手指力量的控制，必要时还可选用市面上出售的握笔矫正器。此外，脊髓性肌萎缩症儿童训练有效的书写活动，还要配合良好的坐姿和上肢（如肩－上臂、前臂－腕）协调性。练习书写时，选择合适的矫形座椅或功能性轮椅来调整坐姿，配合高度合适的桌面或辅助板，对他们的书写很有帮助。

三、心理问题和应对

脊髓性肌萎缩症儿童的家庭在关注其运动、呼吸、肌肉骨骼等系统的状况的同时，心理健康常被忽视。在一些脊髓性肌萎缩症青少年及成人患者中普遍存在焦虑、抑郁、感觉孤立等不良心理症状，有的患者甚至认为心理问题所带来的压力比身体活动缺陷对生活和社交的影响更大。许多脊髓性肌萎缩症儿童表示长期使用轮椅、身体的异常姿势和功能会导致他人用异样或好奇的眼光看自己，其中青少年对此更加敏感，这种心理敏感时期在身体状态不佳时更需要得到关注，最常见的疏解方式是家人更多的陪伴和交流。如果脊髓性肌萎缩症儿童处于人员较固定的生活环境中，如医院病友，学校师生、交流协会、工作伙伴等，心理问题将明显减少。还有一些成人患者在成长过程中，会通过努力学习和工作取得成就得到他人和社会的认可，由此调整心理状态。在脊髓性肌萎缩症青少年中，多数人愿意通过网络等通信工具与病友、医生、社工等交流、分享自己的经历、想法和疾病相关资讯。另有一些事业上已具成就的成人患者，愿意分享自己的经历、生活经验和成长历程，这对其他患者而言更是一种激励。

心理问题虽然在脊髓性肌萎缩症中不算最严重的继发性影响，但所有患病儿童几乎都常有担心、害怕、焦虑等异常情绪。在经历身体能力下降造成的心理挫折时，可先着眼于现有能力的维持和熟练，再以此为基础进一步康复。同时需要开阔眼界、多与旁人交流，不局限于身体功能的丧失，增进社会参与度，实现自我价值。

四、疼痛和疲劳的管理

疼痛和疲劳在脊髓性肌萎缩症中均是容易被忽略的表现，但严重的疼痛和疲劳可导致儿童自主活动能力和意愿下降，长期存在则可能产生不良情绪、影响其心理健康、生活质量和社会融入，因此，需早期识别并给予针对性干预。

1. 疼痛的应对和管理。

（1）记录儿童疼痛的部位、产生时间、持续时间、程度、进展情况、产生和缓解的条件等信息。必要时需要到专业的医疗机构就医，就医时需要准确、全面地描述疼痛相关情况，以便能积极寻找导致疼痛的原发问题，并给予针对性的处理（如药物、物理治疗等），以缓解疼痛。

（2）在处理导致疼痛的原发问题之余，在日常生活中，家长需要引导儿童以积极、从容的态度来面对疼痛。疼痛时可调整呼吸方式和呼吸节律来帮助缓解紧张，减轻疼痛。也可以播放一些舒缓或儿童喜欢的音乐，同时给予轻柔的抚触或按摩肌肉；对于可以互动的儿童，家长可与其游戏，通过全神贯注地关注一件事情，分散儿童对疼痛的关注度，从而减轻疼痛和相关的焦虑情绪。

2. 疲劳的应对和管理 当遇到脊髓性肌萎缩症儿童“总感觉疲劳、没有精神、懒、不愿活动时”，家长需要让儿童停止活动，安静休息，并回顾、评估最近儿童的活动量是否过量。观察适当休息、调整运动量后的身体状况，儿童的疲劳感是否有改善。

建议患病儿童日常选择适合自身的生活模式，形成良好、固定的作息时间；保持优质睡眠，可在睡前 2 小时做一些轻松的运动，或在睡前 1 小时读书、听音乐、泡热水澡等；睡觉时尽量关灯，如必要开灯可选择亮度不高、偏橙色的灯，以促进更顺利地进入睡眠状态。日常饮食需要做到定时定量，营养全面、均衡，保证水分摄入，少食辛辣油腻；睡前 2 小时少喝水，避免在饱餐或饥饿状态下入睡。若经休息、调整运动量后疲劳仍持续存在，则应到专业的医疗机构就诊。

人在成长的各个阶段都同时经历着生理和心理不同维度的变化。对于脊髓性肌萎缩症儿童而言，他们所经历的变化可能与健康儿童不同。要在每一个成长阶段寻求与其相适应的社交方式，鼓励儿童积极融入家庭、学校、社会生活中，使他们的生活范围不局限于医院或医疗机构，拥有更完整、更全面的生命体验。

（张光宇、范亚蓓、李小利、苏怡、邱黄玲）